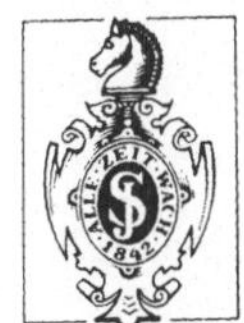

Wolfgang Perret

Was der Arzt von der privaten Unfallversicherung wissen muß

Dritte überarbeitete und erweiterte Auflage

Springer-Verlag
Berlin Heidelberg GmbH 1980

Dr. med. Wolfgang Perret
Königinstraße 61
D-8000 München 22

Die 1. Auflage ist 1964, die 2. Auflage 1973 im Verlag Johann Ambrosius Barth, Frankfurt am Main, erschienen.

ISBN 978-3-540-09897-3

CIP-Kurztitelaufnahme der Deutschen Bibliothek
Perret, Wolfgang
Was der Arzt von der privaten Unfallversicherung wissen muß / Wolfgang Perret.

ISBN 978-3-540-09897-3   ISBN 978-3-662-10843-7 (eBook)
DOI 10.1007/978-3-662-10843-7

2119/3321 543210

Inhaltsverzeichnis

Vorwort

Art und Ausmaß des Versicherungsschutzes in der gesetzlichen Unfallversicherung und der privaten Unfallversicherung sind zum Teil sehr unterschiedlich. Wird bei der Begutachtung von Unfallfolgen nur das beachtet, was in der gesetzlichen Unfallversicherung zutreffend ist, obwohl es sich um einen Anspruch an die private Unfallversicherung handelt, sind Schwierigkeiten infolge mangelnder Kenntnis oder falscher Anwendung vertraglich festgelegter Beurteilungsnormen in der privaten Unfallversicherung unvermeidlich. Um den Arzt, vor allem den Gutachter, zu unterrichten, wurde 1964, mit einem Neudruck 1973, erstmals ein handliches Nachschlagewerk zusammengestellt. Es wurden auch erstmals Tabellen zur teilweisen Gebrauchsunfähigkeit, was im allgemeinen als „Gliedertaxe" bekannt ist, erstellt. Durch längere Erfahrung haben sich diese Werte gefestigt, auch wenn sie nur als Richtlinien dienen, aber doch einheitliche Kriterien erleichtern. Nicht alle vertraglich festgelegten Bestimmungen der privaten Unfallversicherung werden kommentiert, nur das behandelt, was speziell den Gutachter interessiert, um so den Charakter des handlichen Nachschlagewerkes zu erhalten. Es soll weiterhin dem Gutachter helfen, auch einsichtige wie uneinsichtige Versicherte über die Lage des Falles aufzuklären.

München, im September 1979   Wolfgang Perret

1. Unterschiede zwischen privater und gesetzlicher Unfallversicherung

Die gesetzliche Unfallversicherung ist für einen bestimmten Personenkreis eine Pflichtversicherung, die private Unfallversicherung ist freiwillig. Der Versicherungsschutz in der gesetzlichen Unfallversicherung erstreckt sich nur auf Verletzungen bei einem Arbeitsunfall, d. h. einem Unfall bei der versicherten Tätigkeit, auf dem Wege von und zur Arbeit und bei bestimmten Berufskrankheiten. In der privaten Unfallversicherung stehen nicht nur die Arbeitsunfälle unter Versicherungsschutz, sondern auch alle Unfälle außerhalb der Arbeit, die Berufskrankheiten sind jedoch ausgeschlossen. In der gesetzlichen Unfallversicherung trägt der Arbeitgeber die Beiträge (Prämien), in der privaten Unfallversicherung muß der Versicherte selbst die Beiträge zahlen. Der Unfall ist in der gesetzlichen Unfallversicherung als ein körperlich schädigendes, zeitlich begrenztes Ereignis definiert, das mit der versicherten Tätigkeit in Zusammenhang stehen muß. In der privaten Unfallversicherung ist der Unfall teils enger, teils weiter gefaßt, es sind vertraglich besondere Grenzfälle ein- bzw. ausgeschlossen. In der gesetzlichen Unfallversicherung richtet sich die Höhe der Leistungen bei völliger oder teilweiser Minderung der Erwerbsfähigkeit – MdE – allein nach dem Jahresarbeitsverdienst des Versicherten. In der privaten Unfallversicherung kann ein jeder entsprechend seinem Willen und Einkommen beliebige Summen versichern. Kapitalzahlung bei Tod oder für Invalidität ist die Regel. Zusätzlich kann Tagegeld für vorübergehende Beeinträchtigung der Arbeitsfähigkeit, auch Krankenhaustagegeld, versichert werden. Die dauernde Beeinträchtigung der Arbeitsfähigkeit (Invalidität) wird nach vertraglich festgelegten Sätzen, was „Gliedertaxe" genannt wird, entschädigt. Was danach nicht erfaßt werden kann, muß gesondert beurteilt werden.

Das Ausmaß des Versicherungsschutzes und der Leistungen regelt sich nach dem speziellen Versicherungsvertrag, es gelten die „Allgemeinen-Unfall-Versicherungsbedingungen" – AUB – genannt.

In diesen sind in 20 Paragrafen Gegenstand der Versicherung, Unfallbegriff und Grenzfälle, Ausschlüsse, Sondergefahren, Art und Ausmaß der Leistungen, Einschränkungen der Leistungspflicht, Verfahren bei Meinungsverschiedenheiten, Pflichten des Versicherungsnehmers u. a. aufgeführt. Ausführliche Kommentierungen zu den AUB haben Wussow und Reichenbach gegeben. Den Arzt, vor allem den gutachtlich tätigen Arzt, interessieren aber nur wenige Bestimmungen, die auch nur dargelegt werden.

2. Der Unfallbegriff

Als Unfall gilt in der privaten Unfallversicherung gemäß § 2(1) AUB:

„Ein Unfall liegt vor, wenn der Versicherte durch ein plötzlich von außen auf seinen Körper wirkendes Ereignis unfreiwillig eine Gesundheitsstörung erleidet."

Unter „Ereignis" sind nur Vorgänge der Außenwelt zu verstehen, die auf den Körper des Versicherten einwirken und auch außerhalb seines Einflußbereiches seines Körpers liegen. Unter „Plötzlichkeit" ist nicht die Schnelligkeit als Zeitbegriff zu verstehen, wesentliches Merkmal soll das Moment des Unerwarteten, nicht Voraussehbaren, Unentrinnbaren sein. Die „Gesundheitsstörung" muß in einer Beeinträchtigung der körperlichen Unversehrtheit bestehen, eine organische Veränderung ist Voraussetzung. Die „Unfreiwilligkeit" muß gegeben sein, weshalb Selbstmord und Selbstverstümmelung nicht als entschädigungspflichtige Gesundheitsstörungen gelten. Voraussetzung für eine Leistung ist also das Ereignis und die Gesundheitsstörung. Ob der Unfall durch körpereigene Störungen – Krankheit, Gebrechen – begünstigt oder überhaupt verursacht wurde, ist nicht relevant. Die Einschränkung der Leistungspflicht im Sinne des § 10 (1) AUB gilt nur für Unfallfolgen. Nur wenn diese auf einen Unfall *und* auf Krankheit oder Gebrechen zurückgeführt werden müssen, also das Produkt dieser beiden ist, kann eine Mitwirkung angenommen werden.

3. Grenzfälle

Unter Versicherungsschutz stehen auch besondere Ereignisse, die als Grenzfälle *bezeichnet* werden.

§ 2 (2) a AUB: „Durch Kraftanstrengung des Versicherten hervorgerufene Verrenkungen, Zerrungen und Zerreißungen an Gliedmaßen oder Wirbelsäule".

Bei dieser Erweiterung des Versicherungsschutzes muß also das Merkmal der Plötzlichkeit des Unfallbegriffes (§ 2 (1) AUB) nicht erfüllt sein. Es ist allein auf die Kraftanstrengung abgestellt. Es sind also Gesundheitsstörungen, jedoch nur an Gliedmaßen und Wirbelsäule lokalisiert, auch durch willkürliche, gezielte beabsichtigte Eigenbewegungen, bei denen das Moment des Unerwarteten und Unentrinnbaren den Ablauf nicht bestimmt, versichert. Zerrungen und Zerreißungen an Muskeln, Sehnen, Meniskus, Bandscheibe fallen also unter diesen erweiterten Versicherungsschutz. Der Begriff Kraftanstrengung ist nicht näher definiert, auch nicht bisher von der Rechtsprechung. Unangenehm für den medizinischen Gutachter ist, daß er in der Regel durch die Sachdarstellung des Versicherten mangels Gegenbeweis veranlaßt wird, eine Kraftanstrengung anzunehmen. Das entbindet aber den Gutachter nicht zu prüfen, ob bei den Unfallfolgen unfallunabhängige Wirkungsfaktoren im Sinne des § 10 (1) AUB beteiligt sind, wenn ja, in welchem Ausmaß. Die Regel ist das aber nicht.

4. Infektionsklausel

§ 2 (2) b: „Wundinfektionen, bei denen der Ansteckungsstoff über eine Unfallverletzung im Sinne der Ziffer 1 in den Körper gelangt ist."

Wenn unter den Grenzfällen die Wundinfektion mit dem Infektionsweg über eine Unfallverletzung besonders herausgestellt ist, bedeutet dies nur, daß die Wundinfektion selbst als Unfall gelten soll. Lokal begrenzte, infektiöse Erscheinungen, die eine Hautverletzung im Sinne des § 2 (1) zur Voraussetzung haben, sind entschädigungspflichtig, auch alle Weiterungen daraus. Die Wundinfektion darf aber nicht mit der Infektionskrankheit verwechselt oder gleichgestellt werden. Wenn es nach einer Wundinfektion, also örtlich begrenzten infektiösen Erscheinungen nach einer Hautverletzung, zu Allgemeinerscheinungen kommt, z. B. zum Tetanus, zum Gasbrand, der Tollwut u. a. m., sind solche Weiterungen entschädigungspflichtig. Gelangen die Ansteckungsstoffe (Infektionserreger) über eine Hautverletzung in den Körper, ohne daß es zu lokalen Veränderungen, also einer Wundinfektion, kommt, stehen solche Infektionskrankheiten wie z. B. Malaria, Flecktyphus u. a. m. nicht unter Versicherungsschutz.

Nicht unter Versicherungsschutz fallen nach:

§ 2 (3) a): „Berufs- oder Gewerbekrankheiten"; b): „Erkrankungen infolge psychischer Einwirkung"; c): „Vergiftungen infolge Einführung fester oder flüssiger Stoffe durch den Schlund, Malaria, Flecktyphus und sonstige Infektionskrankheiten; Gesundheitsstörungen durch energiereiche Strahlen mit einer Härte von mindestens 100 Elektronenvolt, durch Neutronen jeder Energie und durch künstlich erzeugte, ultraviolette Strahlen, Gesundheitsstörungen durch Licht, Temperatur und Witterungseinflüsse. Versicherungsschutz besteht jedoch, wenn es sich um Folgen eines unter die Versicherung fallenden Unfallereignisses handelt. Die Entstehungsursache der Infektionskrankheit selbst gilt nicht als Unfall."

Auch wenn bestimmte Berufs- und Gewerbekrankheiten in der gesetzlichen Unfallversicherung unter Versicherungsschutz stehen, sind sie in der privaten Unfallversicherung ausdrücklich nochmals vertraglich ausgeschlossen, zumal es sich nicht um Unfallfolgen im Sinne des § 2(1) und § 2(2)a handeln kann. Vergiftungen durch gasförmige Stoffe – Leuchtgas etc. – sind entschädigungspflichtig. Vergiftungen durch feste oder flüssige Stoffe dagegen nur, wenn sie durch den Schlund in den Körper gelangten. Nachfolgende Gesundheitsstörungen durch Giftstoffe in fester oder flüssiger Form, die in anderer Form in den Körper gelangten, sind also nicht entschädigungspflichtig. Alle Infektionskrankheiten, die durch den Stich (eines Insektes) übertragen werden, sind ausgeschlossen, nicht nur Malaria und Flecktyphus. Die Entstehungsursache der Infektionskrankheit, also der Stich, gilt somit nicht als Unfallereignis.

Für einen bestimmten Personenkreis – Ärzte, Zahnärzte, Tierärzte, Hebammen, im Einzelfall auch spezielles Personal – kann durch die *Infektionsklausel* der Versicherungsschutz erweitert werden. Diese lautet:

„Eingeschlossen in die Versicherung sind alle bei der Ausübung der versicherten Berufstätigkeit entstandenen Infektionen, bei denen aus der Krankheitsgeschichte, dem Befund oder der Natur der Erkrankung hervorgeht, daß die Krankheitserreger durch irgendwelche Beschädigung der Haut, wobei aber mindestens die äußere Hautschicht durchtrennt sein muß, oder durch Einspritzen infektiöser Massen in Auge, Mund oder Nase, in den Körper gelangt sind. Anhauchen, Anniesen oder Anhusten erfüllen den Tatbestand des Einspritzens nicht; Anhusten nur dann, wenn durch einen Hustenstoß eines Diphteriekranken infektiöse Massen in Auge, Mund oder Nase geschleudert wurden.“

Durch diese Infektionsklausel sind also nicht alle Infektionskrankheiten bei diesem Personenkreis gedeckt. Vielmehr nur solche, die bei der versicherten Tätigkeit entstanden, denn auch außerhalb dieser kann es zu Infektionskrankheiten kommen. Darüber hinaus müssen die Erreger durch ein Geschehen, das das Merkmal des Unfallbegriffes erfüllt, in den Körper gelangt sein. Das bedeutet u. a., daß eine Schmierinfektion nicht unter Versicherungsschutz fällt.

Auf Antrag wird bestimmten Ärzten Versicherungsschutz für Strahlenschädigungen über die *Röntgenklausel* gewährt:

„Die Bestimmungen des § 2(3)c, 2. Abs. werden mit der Maßgabe geändert, daß Gesundheitsschädigungen durch Röntgen- oder Radiumstrahlen und künstlich erzeugte ultraviolette Strahlen versichert sind, die sich als Unfall im Sinne des § 2(1) darstellen. Vom Versicherungsschutz ausgeschlossen sind demnach z. B. Röntgenschäden, die sich als Folge regelmäßigen Hantierens mit Röntgenapparaten darstellen und Berufskrankheiten sind.“

5. Ausschlüsse

Ausgeschlossen von der Versicherung sind:

§ 3 (1): „Unfälle, die unmittelbar oder mittelbar durch Kriegsereignisse oder durch innere Unruhen, sofern der Versicherte auf seiten der Unruhestifter teilgenommen hat, verursacht werden."
§ 3 (2): „Unfälle, die der Versicherte erleidet infolge vorsätzlicher Ausführungen oder des Versuches von Verbrechen und Vergehen."
§ 3 (3): „Gesundheitsschädigungen durch Heilmaßnahmen und Eingriffe, die der Versicherte an seinem Körper vornimmt oder vornehmen läßt, soweit die Heilmaßnahmen oder Eingriffe nicht durch ein unter die Versicherung fallendes Unfallereignis veranlaßt wurden. Das Schneiden von Nägeln, Hühneraugen, Hornhaut gilt nicht als solcher Eingriff."
§ 3 (4): „Unfälle infolge von Schlaganfällen, epileptischen Anfällen und solchen Krampfanfällen, die den ganzen Körper des Versicherten ergreifen, von Geistes- und Bewußtseinsstörungen, auch soweit diese durch Trunkenheit verursacht sind. Die Ausschlüsse gelten nicht, wenn diese Anfälle und Störungen durch ein unter die Versicherung fallendes Unfallereignis hervorgerufen waren."

Es besteht also nur dann keine Entschädigungspflicht, wenn im Zentralnervensystem lokalisierte Störungen für den Unfall ursächlich waren. Herzschlag (Infarkt), Lungenschlag (Embolie) erfüllen den Tatbestand des Schlaganfalles nicht. Versicherungsschutz soll dort entfallen, wo das Ergebnis eines Unfallereignisses letztlich eigentlich nicht auf den Unfall, sondern auf den bei dessen Eintritt schon vorhandenen Zustand des Versicherten zurückzuführen ist. Ein Sturz aus dem Bett im Schlaf, ein Sturz als Folge eines Wadenkrampfes u. ä. fallen nicht unter diesen Ausschluß, weil es sich dabei nicht um pathologische Geschehen im Zentralnervensystem handelt. Normale physiologische Geschehen wie das Einschlafen durch Übermüdung, auch am Steuer, und normaler Schlaf sind nicht krankhafte Störungen. Ausgeschlossen sind die durch Trunkenheit verursachten Bewußtseinsstörungen.

Nach der Rechtsprechung des BGH wird von einem Blutalkoholgehalt von 1,3 ‰ beim Lenker eines Kraftfahrzeuges (Moped, Krad, PKW, LKW) eine Bewußtseinsstörung als erwiesen angesehen, beim Fußgänger in der Regel erst bei 2,0‰ Blutalkohol. Grenzfälle, bei denen es schwierig ist zu entscheiden, ob noch normale physiologische Geschehen anzunehmen sind oder schon eine pathologische Störung vorliegt, werden von Fall zu Fall beurteilt werden müssen. Starre Regeln gibt es nicht in der Auslegung. Der Ausschluß greift aber nur dann Platz, wenn die Bewußtseinsstörung auch ursächlich für den Unfall war. In der Regel wird von der Annahme des Beweises des ersten Anscheines – prima facie Beweis – ausgegangen. An eine Entkräftung des Anscheinbeweises stellt die Rechtsprechung hohe Forderungen. Auch bei einem Alkoholgehalt von unter 1,3‰ bzw. 2,0‰ kann eine Bewußtseinsstörung vorliegen. Es muß dann aber beweisbar sein, daß alkoholtypisches Fehlverhalten vorgelegen hat.

Das *Ertrinken* im Wasser, wenn also ein Nichtschwimmer ins Wasser fällt oder ein Schwimmer in einen Strudel gerät, abgetrieben wird, also Tatbestände im Sinne des § 2 (1) vorliegen, ist eine entschädigungspflichtige Unfallfolge. Von *Badetod* oder *indirektem Ertrinken* spricht man bei letal endenden Gesundheitsstörungen, wenn Tatbestände vorliegen, die nicht dem § 2 (I) entsprechen. Allermeist handelt es sich dabei um komplizierte, uneinheitliche Genesen, die im Schrifttum immer wieder ausführlich und nicht einheitlich beurteilt worden sind (Hallermann 1934; Mueller 1955; Gravenhorst 1938; Eichelmann 1972; Mißfeld 1970; Theda 1969; Raestrup 1969; Schulz 1957; Aepli 1975; Perret 1977; Krauland 1974). Begründete Vermutung geht dahin, daß in 10–20% der Fälle ein Laryngospasmus, der durch den Reiz des Wassers im Kehlkopf hervorgerufen wird, vorgelegen hat. In der Mehrzahl der Fälle muß nach kurzer apnoischer Phase Aspiration von Wasser im Vordergrund gestanden haben. Das führt zu Wasser und Elektrolytverschiebungen, wobei die pathophysiologischen Vorgänge im Süßwasser anders sind als in Salzwasser. Die Prognose bei allen Ertrinkungsfällen hängt maßgebend ab von der Dauer des Aufenthaltes im Wasser, der Menge des aspirierten Süß- bzw. Salzwassers, vom Alter des Badenden–Schwimmenden, der Wasser- und Körpertemperatur. Alkoholisierung begünstigt die Aufnahme größerer Wassermengen. Im Vordergrund steht im allgemeinen die Klärung von drei Fragen:
1) unter welchen Voraussetzungen kann der Tod beim Baden als ein plötzlich von außen auf den Körper einwirkendes Ereignis im Sinne des § 2 (1) angesehen werden;
2) besteht Versicherungsschutz, wenn der Tod unmittelbar auf die

Kälteeinwirkung des Wassers im Sinne des § 2(3)c zurückzuführen ist;
3) ist bei bestimmten Badetodesfällen prima facie anzunehmen, daß es sich um eine Bewußtseinsstörung im Sinne des § 3(4) gehandelt hat.
In der Regel wird ohne eine Sektion keine verbindliche Beurteilung möglich sein (BGH. U. v. 24. 3. 1965). Aber auch mit Sektion sind im Einzelfall die vielschichtigen pathophysiologischen Mechanismen des Badetodes oder des indirekten Ertrinkens nicht immer eindeutig klärbar.

§ 3(5): Krampfadern und Unterschenkelgeschwüre, die durch einen Unfall herbeigeführt oder verschlimmert worden sind.

Unter einer *Geschwürbildung* am Unterschenkel versteht man einen allermeist schmierig belegten Haut-Unterhautdefekt, der keine oder nur schlechte Heilungstendenz zeigt. Beides ist aber nicht an das Vorhandensein von Krampfadern gebunden. Viele andere Durchblutungsstörungen (Gefäßerkrankungen arterieller und venöser Genese, Mykosen, Tuberkulose, spezifische Infektionen) führen auch zu Geschwürbildungen. Haut-Unterhautveränderungen im Sinne eines Geschwürs sind also grundsätzlich von der Versicherung ausgeschlossen, auch wenn dafür eine Verletzung ursächlich war. Im Einzelfall ist aber gutachtlich zu klären – wenn eine Verletzung vorausging –, ab wann nicht mehr von verzögerter Wundheilung, die noch unter Versicherungsschutz fallen würde, ausgegangen werden kann, sondern nun Geschwürbildung angenommen werden muß. Kommt es bei Krampfadern zu Thrombosen, kann die Gerinnselbildung nicht als Verschlimmerung von Krampfadern gewertet werden, weil die Ausbildung einer Thrombose grundsätzlich nicht an das Vorhandensein von Krampfadern gebunden ist. Eine Thrombose ist also nicht in jedem Fall vom Ausschluß betroffen. Krampfadern können aber im Einzelfall bei der Abheilung von Thrombosen als Mitwirkungsfaktor im Sinne des § 10(1) AUB beteiligt sein.

6. Nicht versicherungsfähige Personen

§ 5(1) AUB: Nicht versicherungsfähig und trotz Beitragszahlung nicht versichert sind Geisteskranke und Personen, die von einem schweren Nervenleiden befallen sind oder dauernd arbeitsunfähig sind. Der für sie seit Vertragsabschluß entrichtete Betrag ist zurückzuzahlen. Vollständige Arbeitsunfähigkeit liegt vor, wenn der Versicherte infolge Krankheit oder Gebrechen außerstande ist, eine Erwerbsfähigkeit auszuüben.

Geisteskrankheiten werden grundsätzlich als eine Krankheit gewertet, bei welcher kein Versicherungsschutz besteht. Dazu gehören die endogenen Psychosen wie Schizophrenie u. a., im Einzelfall auch symptomatische. Bei Geistesschwäche (Oligophrenie) kommt es auf den Grad an (Debilität, Imbezillität, Idiotie, Demenz), bei einfachen Formen kann noch Versicherungsschutz bestehen. Nur die als „schwer" gekennzeichneten Nervenleiden sind ausgeschlossen, wobei es sich um Nervenleiden handelt, bei denen der Verlauf progredient oder unbeeinflußbar ist, das Leiden schubweise auftritt oder die einzelnen Schübe zu lebensbedrohlichen Zuständen oder zum Siechtum führen (LG Bremen, 12.5.1956, VersR. 1956, S. 775). Bei Beurteilung der Beeinträchtigung der Arbeitsfähigkeit muß diese nach den Bestimmungen des § 8(II) AUB erfolgen, nicht nach den Bewertungsgrundsätzen der verschiedenen Sozialversicherungen.

7. Einschränkung der Leistungspflicht

§ 10(1) AUB: «Haben bei den Unfallfolgen Krankheiten oder Gebrechen mitgewirkt, so ist die Leistung entsprechend dem Anteil der Krankheit oder des Gebrechens zu kürzen, sofern dieser Anteil mindestens 25% beträgt.» § 10(4) AUB: «Wenn vor Eintritt des Unfalles der Versicherte schon durch Krankheit oder Gebrechen dauernd behindert war oder Körperteile oder Sinnesorgane ganz oder teilweise verloren oder gebrauchsunfähig gewesen sind, so wird von der nach dem Unfall vorhandenen Gesamtinvalidität ein Abzug gemacht, der der schon vorher vorhanden gewesenen Invalidität entspricht. Für dessen Bewertung werden die Grundsätze unter § 8(II) mit der Maßgabe angewandt, daß gegebenenfalls auch ein höherer Grad der Gesamtinvalidität anzunehmen ist, sofern der Unfall Körperteile oder Sinnesorgane betrifft, die nicht schon vor diesem Unfall beschädigt waren.

Diese Einschränkungen werden nicht selten fälschlich ausgelegt, beides als Vorschaden qualifiziert. Das, was in § 10(1) gemeint ist, muß und wird aber fachlich als Vorzustand bezeichnet, nur was in § 10(4) ausgedrückt ist, kann als Vorschaden angesetzt werden. Vorzustand und Vorschaden sind aber nicht das gleiche, zwischen beidem muß exakt unterschieden werden.

§ 10(1) AUB:

Normalerweise besteht Übereinstimmung im Sinne der Adaequanz zwischen Einwirkung und Reaktion. Das bedeutet, daß, je schwächer eine äußere Einwirkung ist, um so schwächer auch ihre Bedeutung als Reiz und damit auch die nachfolgende Reaktion = Unfallfolge entsprechend ausfallen wird. Tägliche Erfahrung zeigt aber, daß diese normale Übereinstimmung zuweilen nicht besteht, was man abnorme Reaktion nennt. Auf der Suche nach den Ursachen, die für die abnormen Reaktionen verantwortlich sind, zeigt sich, daß viele im einzelnen nicht ohne weiteres faßbare, auch nicht eindeutig definierbare Wirkungsfaktoren in Frage kommen; Krankheitsbereitschaft, Krankheitspotential, Disposition, Konstitution, Alter, Anlage, Geschlecht u. a. m. Das alles wird fachlich unter dem Begriff des *Vorzustandes* (Dubois 1942) zusammengefaßt. Dieser Vorzustand ist also das, was die Normabweichung verursacht. Besonders betont: dieser Vorzustand hat nichts mit dem zu tun, was in den gesetzlichen Versicherungen mit der Vorbeschränkung der Erwerbsfähigkeit bezeichnet wird.

Der Vorzustand kann die Folgen des entschädigungspflichtigen Unfalles beeinflussen, wobei es dann erforderlich ist, die Wertigkeit des Vorzustandes bestmöglichst zu schätzen. Das Sozialversicherungsrecht erkennt einen Anspruch an, wenn der entschädigungspflichtige Unfall wesentlich mitgewirkt hat, obwohl nicht selten verschiedene, ja auch wesentliche nicht entschädigungspflichtige Wirkungsfaktoren beteiligt waren. Rechtlich ist dann aber eine entschädigungspflichtige Teilursache die „Ursache". In der privaten Unfallversicherung wird gemäß § 10(1) versucht, die ungleichen Wirkungsfaktoren durch Prozentzahlen auszudrücken. Man spricht von *Partialkausalität* (Dubois 1942), wenn ein Vorzustand als Teilursache – also Wirkungsfaktor im Sinne des § 10(1) – an den Unfallfolgen mitgewirkt hat. Der Vorzustand findet nur Berücksichtigung bei den Unfallfolgen, wenn es sich dabei um Krankheiten oder Gebrechen handelt. Beide Begriffe sind nicht exakt zu definieren, es sind auch nicht zwei scharf getrennte Begriffe, die sich gegenseitig ausschließen.

Nach dem objektiven Krankheitsbegriff gilt als Krankheit ein „regelwidriger" objektiv vorhandener und festzustellender Körperzustand, ohne Rücksicht darauf, ob der Patient Kenntnis von dem krankhaften Zustand hat oder ein Gefühl des „Krankseins". Nach dem subjektiven Krankheitsbegriff liegt keine Krankheit vor, wenn „sich jemand im vollen Besitz seiner körperlichen und geistigen Kräfte fühlt, solange er unbeschränkt arbeitsfähig ist, keine Beschwerden verspürt und ihm von einer im medizinischen Sinn etwa vorhandenen Krankheit nichts bekannt ist (Göbbels 1940)».

Alter, Körpergewicht, Konstitution, Geschlecht, Disposition u. a. können bei Unfallfolgen beteiligt sein. Diese Mitwirkungsfaktoren sind meist weder Krankheit noch Gebrechen, können aber den Verlauf der Unfallfolgen maßgebend beeinträchtigen. Bei einem bestehenden Durchblutungsschaden am Bein oder Fuß kann eine Bagatellverletzung an einer Zehe zur Amputation des Beines füh-

ren. In einem solchen Fall muß die Kausalität aufgeteilt werden. In
der Sozialversicherung der Schweiz ist eine solche Partialkausalität im Art. 91 KUVG verankert. Nichts anderes bedeutet § 10(1)
AUB.

Gutachtlich wird in einigen Fällen die Aufteilung der Kausalität
einfach, in anderen Fällen aber nicht verbindlich möglich sein.
Wissenschaftlichen Erkenntnismöglichkeiten sind Grenzen gesetzt
und damit auch der exakten Abschätzung der verschiedenen Wirkungsfaktoren. Für die Partialkausalität sollen nur die gröberen
bewertet werden, jene, die mehr als 25% ausmachen. Es haben sich
nur wenige Zahlenwerte eingebürgert, der kleine Mitwirkungsfaktor wird mit 33% angesetzt, der „mittlere" (das salomonische Mittel) mit 50%, der größere mit 75–90%. weitere Unterteilungen
würden eine Genauigkeit vortäuschen, die nicht gegeben sein kann.
Der Vorschlag, den gemäß § 10(1) abzugsfähigen Vorzustand
nach der Lohmüllerschen Formel zu bestimmen (Cotta und Rautenberg 1979) und sachgerecht einzuschätzen, ist nicht praktikabel, diese Formel könnte evtl. für Berechnungen gemäß § 10(4) in
Frage kommen.

*Der Unfall gemäß den AUB § 2(1) ist das „Ereignis" und die „Gesundheitsstörung", beides zusammen ist dann fachlich betrachtet
die Verletzung. Die Einschränkung der Leistungspflicht gemäß
§ 10(1) betrifft aber nur die Unfallfolgen. Wenn der Unfall, d.h.
die Verletzung, durch körpereigene Störungen verursacht wurde,
kann keine Kürzung erfolgen. Mitwirkung bedeutet, daß die Folgen, wobei sich diese ausschließlich auf Abheilung und Endzustand beziehen, durch keine der beiden Ursachen (Unfall/Verletzung und Vorzustand) allein herbeigeführt wurden. Nur wenn Unfallfolgen sowohl auf den Unfall als auch auf Krankheit oder Gebrechen zurückgeführt werden können, also das Produkt beider
Ursachen sind, kann eine Mitwirkung im Sinne des § 10(1) AUB
angenommen werden (Wussow 1964).*

Beispiel: Bei der Abheilung eines Speichenbruches spielt eine daneben bestehende
Amputation des Beines keine Rolle, § 10(1) AUB kommt nicht zum Zuge, auch
wenn der Versicherte wegen einer Gangunsicherheit stürzte, es dabei zum Spei-

chenbruch kam. Es wird auch ein Kniescheibenbruch bei vorbestehender Peroneusparese am Bein/Fuß in der Abheilung/den Unfallfolgen nicht beeinflußt, ein Abzug gemäß § 10(1) AUB entfällt. Anders aber bei einer vorbestehenden peripheren Durchblutungsstörung(AVK)-Angiopathie, die im KB Anspruch mit 30% MdE bewertet ist. Kommt es hier zum Schienbeinbruch, kann die bestehende Durchblutungsstörung die Abheilung ungünstig beeinflussen, es zur Amputation kommen. Bei einer solchen kommt dem Vorzustand (Angiopathie) eine hohe Bedeutung zu. In der gutachtlichen Abschätzung der Höhe des Mitwirkungsfaktors wäre dieser etwa 50%, nicht 30%, denn dies entspricht dem Vorschaden (gemäß § 10,4 AUB), der zusätzlich beim Anspruch berücksichtigt werden muß.

§ 10(4) AUB:

Es ist selbstverständlich, daß ein schon bestehender Schaden anläßlich eines Neuschadens nicht oder nicht nochmals entschädigt werden kann. Lag an Arm, Bein, Hand oder Fuß schon vor dem entschädigungspflichtigen Neuschaden ein Vorschaden (Krankheit – damit auch eine evtl. frühere Unfallfolge – Gebrechen) vor, kommt dieser in Abzug, wenn der Neuschaden die gleichen Gliedmaße betroffen hat. Vorschäden an anderen Gliedmaßen sind nicht relevant.
Grundsätzlich muß gemäß § 10(4) AUB zunächst der Gesamtschaden (Vorschaden und Neuschaden) zusammen und wertend nach § 8(II)3 AUB beurteilt werden, dann der Vorschaden gesondert abgeschätzt werden. Nach Abzug des Vorschadens vom Gesamtschaden ergibt sich die Höhe der entschädigungspflichtigen Invalidität. Sinngemäß gilt dies auch für Unfallfolgen, die gemäß § 8(II)5 AUB bemessen werden müssen.

Beispiel: Unfallunabhängig besteht eine krankheitsbedingte Knorpel-Knochenschädigung (Arthrose) am Hüftgelenk, die als Vorschaden wegen Bewegungshemmung u.a.m. etwa ¼ teilweise Gebrauchsunfähigkeit des Beines ausgemacht hat. Nun kommt es unfallbedingt zu einer schweren Stauchung/Prellung im Hüftgelenkbereich ohne nachweisbare Skelettverletzung, können Unfallfolgen durch die vorbestehende Arthrose beeinflußt werden und endgültig wegen höherer Bewegungshemmung am Hüftgelenk als zuvor eine teilweise Gebrauchsunfähigkeit des Beines in Höhe von ½ vorliegen. Die entschädigungspflichtige Invalidität muß unter Berücksichtigung des § 10(4) AUB – auch des § 10(1) AUB – erfolgen. Gesamtschaden (Vorschaden und Neuschaden) ½ teilweise Gebrauchsunfähigkeit (= 35%), Vorschaden war ¼ (= 17,5%), Folge des Unfalles also 17,5%. Dazu kam es aber nur, weil ein krankhafter Vorzustand (gemäß § 10(1) AUB) vorgelegen hat. Dessen Mitwirkung wäre z. B. mit 50% anzusetzen. Insgesamt ergibt sich dann als entschädigungspflichtige Invalidität 8,75%.

Weitere Einschränkungen der Leistungspflicht:

§ 10(2): „Bei Blutungen aus inneren Organen und bei Gehirnblutungen wird eine Leistung nur gewährt, wenn für diese Schäden die überwiegende Ursache der Versicherungsfall, nicht aber eine innere Erkrankung oder Gebrechen gewesen ist."

Da bei Blutungen aus inneren Organen, auch Gehirnblutungen, überwiegend Gefäßerkrankungen ursächlich sind, nur im speziellen Ausnahmefall bei allem ein äußeres Ereignis beteiligt sein kann bzw. auch allein ursächlich sein kann, soll nur Entschädigungspflicht bestehen, wenn der Anteil des Versicherungsfalles mehr als 50% ausmacht. Muß eine überwiegende Ursache des Versicherungsfalles in gutachtlicher-fachlicher Sicht unterstellt werden, wird der unfallbedingte Anteil mit 50% oder mehr geschätzt, ist die Leistung dann nach § 10(1) um diesen geschätzten Anteil zu kürzen.

§ 10(3): „Bauch- und Unterleibsbrüche irgendwelcher Art werden nur dann entschädigt, wenn sie durch eine gewaltsame von außen kommende Einwirkung entstanden sind."

Zu diesen Brüchen gehören auch Zwerchfellbrüche, Bauchdeckenbrüche, Leisten-Schenkelbrüche, Nabelbrüche, Wasser- und Krampfaderbrüche, wobei es sich in der Regel um krankheitsbedingte Gesundheitsstörungen handelt. Sie können im seltenen Einzelfall durch von außen kommende, gewaltsame Einwirkung entstehen. Folgen solcher gewaltsamer Einwirkungen sind dann im Bruchbereich, vor allem bei operativer Behandlung, auch nachweisbar (Zerreißungen, Blutergüsse u. a.). Durch Bauchpresse (Erhöhung des Bauchinnendruckes) entstandene Brüche, wenn es dabei zu Zerrungen und Zerreißungen von Gewebeschichten mit nachfolgendem Bauch- oder Unterleibsbruch kommt, sind nicht entschädigungspflichtig, weil es an der gewaltsamen Einwirkung von außen fehlt.

§ 10(5): „Für Folgen psychischer und nervöser Störungen, die im Anschluß an einen Unfall auftreten, wird eine Entschädigung nur dann gewährt, wenn und soweit diese Störungen auf eine durch den Unfall verursachte organische Erkrankung des Nervensystems oder durch eine durch den Unfall neu entstandene Epilepsie zurückzuführen sind."

Wurde früher einmal von traumatischer Neurose ausgegangen, hat sich längst in fachlicher Sicht durchgesetzt, daß es sich dabei um abnorme Erlebnisreaktionen, um abwegige, seelische Verarbeitung handelt, um eine seelische Fehlhaltung. Organische Erkrankungen des Nervensystems liegen dabei nicht vor. Depressive und hypochondrische Reaktionen und Rentenwunschreaktionen („Rentenneurose" im engeren Sinne), wie psychogene Störungen, aber auch Aggravationen und Simulationen, sind also nicht entschädigungspflichtig.

8. Art und Voraussetzung der Leistung

Todesfallentschädigung:

§ 8 (I): „Führt ein Unfall innerhalb eines Jahres vom Unfalltag an gerechnet zum Tode, so wird die Entschädigung nach der versicherten Todesfallsumme geleistet."

Ist Todesfall versichert, wird die Todesfallsumme fällig, ungeachtet, ob nun der Tod sofort nach dem Unfall oder erst in den nachfolgenden 12 Monaten eintritt. Ursächlicher Zusammenhang zwischen Unfall und Tod muß natürlich gegeben sein. Der Tod nach diesen 12 Monaten wird nicht nach der Todesfallsumme entschädigt. Es kann nur eine Invaliditätsentschädigung gemäß § 8, II gegeben sein, unbeschadet, ob der Tod Unfallfolge ist oder nicht. Beim Tod in den ersten 12 Monaten, der nicht in ursächlichem Zusammenhang mit dem Unfall steht, sind aber Entschädigungen im Tagegeldanspruch und evtl. in der Invalidität gegeben.

Tagegeldanspruch:

§ 8, III (1): „Im Falle der Beeinträchtigung der Arbeitsfähigkeit wird für die Dauer der ärztlichen Behandlung Tagegeld gezahlt. Das Tagegeld wird nach dem Grad der Beeinträchtigung abgestuft. Für die Bemessung des Grades der Beeinträchtigung ist die Berufstätigkeit oder Beschäftigung des Versicherten maßgebend."

Gutachtlich muß beachtet werden, daß der Maßstab für den Grad der Beeinträchtigung der Arbeitsfähigkeit durch Unfallfolgen beim Tagegeldanspruch anders ist als bei der dauernden Beeinträchtigung der Arbeitsfähigkeit (Invalidität). Das Tagegeld wird nicht vor Beginn der ärztlichen Behandlung, längstens bis zum Ende des ersten Unfalljahres, nach dem Grad der vorübergehenden Beeinträchtigung der Arbeitsfähigkeit, immer speziell bezogen auf die versicherte Berufstätigkeit des Versicherten, gewährt. Der Begriff der Arbeitsunfähigkeit ist also ein anderer als in der gesetzlichen

Krankenversicherung. Die Versicherungsgesellschaft wird bei Anfragen an den behandelnden und begutachtenden Arzt deshalb stets die versicherte Tätigkeit angeben, damit unter Berücksichtigung dieser die vorübergehende Beeinträchtigung geschätzt werden kann. Dabei wird sich ergeben, daß z. B. bei einem als Pianist versicherten Verletzten eine Kleinfingerverletzung ungewöhnlich lange eine 100%ige Beeinträchtigung nach sich zieht, die gleiche Verletzung bei einem Handwerker zuweilen auch hohe Beeinträchtigung für längere Zeit verursachen kann, meist weniger als beim Pianisten. Bei gleicher Verletzung wird bei einem Geistesarbeiter (Lehrer, Anwalt u. a. m.) im allgemeinen nur kurzfristige, geringe Beeinträchtigung anzunehmen sein. Die Grade der vorübergehenden Beeinträchtigung sind allmählich abfallend einzustufen. Der steile Abfall von voller Arbeitsunfähigkeit zur vollen Arbeitsfähigkeit (100 zu 0%), wie es in der gesetzlichen Krankenversicherung üblich ist, kommt in der privaten Unfallversicherung in der Regel nicht in Frage (OLG Celle, U. v. 18. 2. 1957/VersR., 1957, S. 221).

Invaliditätsentschädigung:

§ 8, II (1): eine dauernde Beeinträchtigung der Arbeitsfähigkeit (Invalidität) als Unfallfolge muß innerhalb eines Jahres vom Unfalltag an gerechnet eingetreten sein; sie muß spätestens vor Ablauf einer Frist von drei Monaten nach dem Unfalljahr ärztlich festgestellt und geltend gemacht sein. Der Versicherer zahlt bei Ganzinvalidität die volle für den Invaliditätsfall versicherte Summe, bei Teilinvalidität den dem Grad der Invalidität entsprechenden Teil gemäß den nachfolgenden Bestimmungen.

§ 8, II (2): „Als feste Invaliditätsgrade werden unter Ausschluß des Nachweises eines höheren oder geringeren Grades angenommen":

a) bei Verlust des Armes im Schultergelenk	70%
bis oberhalb des Ellenbogengelenkes	65%
bis unterhalb des Ellenbogengelenkes	60%
einer Hand im Handgelenk	55%
eines Daumens	20%
eines Zeigefingers	10%
eines anderen Fingers	5%
b) bei Verlust eines Beines über Mitte des Oberschenkels	70%
bis zur Mitte des Oberschenkels	60%
bis unterhalb des Knies	50%
bis zur Mitte des Unterschenkels	45%
eines Fußes im Fußgelenk	40%

eines Fußes mit Erhaltung der Ferse	30%
einer großen Zehe	5%
einer anderen Zehe	2%
c) bei Verlust beider Augen	100%
eines Auges	30%
sofern jedoch das andere Auge vor Eintritt des Versicherungsfalles bereits verloren war	70%
bei gänzlichem Verlust des Gehörs auf beiden Ohren	60%
auf einem Ohr	15%
sofern jedoch das Gehör auf dem anderen Ohr vor Eintritt des Versicherungsfalles bereits verloren war	45%
bei gänzlichem Verlust des Geruchs	10%
des Geschmacks	5%

§ 8, II (3): „Die vollständige Gebrauchsunfähigkeit eines Körperteiles oder Sinnesorganes bemißt sich nach dem für den Verlust geltenden Satz. Bei teilweisem Verlust oder teilweiser Gebrauchsunfähigkeit wird der entsprechende Teil nach Ziff. 2 angenommen."

§ 8, II (4): „Bei dem Verlust oder der Gebrauchsunfähigkeit von mehreren der vorgenannten Körperteile oder Sinnesorgane werden die sich nach Ziff. 1 und 2 ergebenden Prozentsätze zusammengerechnet, jedoch nie mehr als 100% angenommen."

§ 8, II (5): „Soweit sich der Invaliditätsgrad nach Vorstehendem nicht bestimmen läßt, wird bei Bemessung in Betracht gezogen, inwieweit der Versicherte imstande ist, eine Tätigkeit auszuüben, die seinen Kräften und Fähigkeiten entspricht und die ihm unter billiger Berücksichtigung seiner Ausbildung und seines bisherigen Berufes zugemutet werden kann."

Nach § 8, II und § 8, III ist also der *Maßstab* für die Beurteilung des Grades der *Beeinträchtigung der Arbeitsfähigkeit* verschieden, je nachdem, ob es sich um *vorübergehende oder dauernde Unfallfolgen* handelt, und nach § 8, II (2) und § 8, II (3) für die *dauernde Beeinträchtigung ein starrer Invaliditätsgrad* (nach der sogenannten *Gliedertaxe)* vertraglich festgelegt, bei allen *übrigen Unfallfolgen* wird nach den Bestimmungen des § 8, II (5) beurteilt.

Bei der *dauernden Beeinträchtigung der Arbeitsfähigkeit* – Ganz- oder Teilinvalidität – ist bedeutsam, daß eine einmalige Kapitalzahlung vorgesehen ist, nicht, wie in der gesetzlichen Unfallversicherung die Dauerrente an die sich ändernden Unfallfolgen später noch geändert, erhöht oder erniedrigt werden kann. Im weiteren, daß in der privaten Unfallversicherung die Invalidität nur das umfaßt, was sich längstens drei Jahre nach dem Unfall feststellen läßt, alle späteren möglichen oder wahrscheinlichen Verschlechterungen, ebenso auch Besserungen, keine Berücksichtigung finden.

§ 13(3)a: Der Versicherer und der Versicherungsnehmer sind berechtigt, den Grad der dauernden Arbeitsunfähigkeit während der ersten zwei Jahre nach Abschluß der ärztlichen Behandlung, längstens jedoch drei Jahre vom Unfalltag an, jährlich neu feststellen zu lassen.

RG, 28.7.1939, RGZ, 161, 184 ff.: „Für eine nachträgliche Berücksichtigung neuer, aus dem Unfall vielleicht noch zu befürchtender Folgen, die bei dem Kläger bis heute noch nicht einmal eingetreten sind, bleibt daher nach den Versicherungsbedingungen kein Raum."
OLG Düsseldorf, 20.10.1941. JRPV, 19, 27–28 (1942): „... da nach den Versicherungsbedingungen die Kapitalentschädigung gemäß dem nach Ablauf der dreijährigen Frist festgestellten Invaliditätsgrad zu bemessen ist und jede spätere Veränderung sowohl eine Besserung als auch eine Verschlechterung außer Betracht bleiben muß."

9. Gliedertaxe – dauernde Beeinträchtigung der Arbeitsfähigkeit – Ganzinvalidität oder Teilinvalidität

– (im Sinne des § 8, II (2) AUB)

Zur Erläuterung der nachfolgenden Tabelle: Höhe der Invalidität (= dauernde Beeinträchtigung der Arbeitsfähigkeit).

1. in der privaten Unfallversicherung, ausgedrückt in Bruchteilen der vollen Gebrauchsunfähigkeit der in der Gliedertaxe aufgeführten Gliedmaßen.

2. Zahlenwerte in Prozentzahlen, wie sie für die Entschädigungssumme (bezogen auf die versicherte Vollinvalidität = 100 Prozent) bei einem Vertrag nach den AUB sich errechnen.

3. Gegenüberstellung der Werte, die sich in der sozialen Unfallversicherung nach den üblichen Rententabellen – im Mittel – für die gleiche Verletzungsfolge ergeben.

	Bruchteil der teilweisen Gebrauchsunfähigkeit § 8, II (3) rechts u. links	Zahlenwert für die Höhe der Entschädigung nach AUB in Prozenten rechts u. links	Gesetzliche Unfallversicherung mit unterschiedlicher Bewertung ob rechts oder links
Arm			
Vollversteifung Schultergelenk in günstiger Stellung bei voll beweglichem Schultergürtel.	½	35%	30–40%
Teilversteifung Schultergelenk, vor und seitwärts noch bis 90 Grad, keine oder nur mäßige Innen-Außendreh-Hemmung.	¼	17,5%	20–30%

	Bruchteil der teilweisen Gebrauchs-unfähigkeit § 8, II (3) rechts u. links	Zahlenwert für die Höhe der Entschä-digung nach AUB in Prozenten rechts u. links	Gesetzliche Unfallver-sicherung mit unter-schiedlicher Bewertung ob rechts oder links
Teilversteifung Schultergelenk, vor und seitwärts bis 120 Grad, freie Innen- und Außendrehung.	1/10–1/5	7–14%	10–20%
Stabile Luxation oder Subluxation im Schultereckgelenk.	1/10	7%	10%
Instabile Luxation oder Subluxation Schultereckgelenk.	1/5–1/3	14–23,3%	20%
Nicht behobene Luxation am Schultergelenk (prae- oder retroglenoidalis, subacromialis).	1/2	35%	40%
Habituelle Schulterluxation.	1/10–1/5	7–14%	10–20%
Oberarmpseudarthrose, Hülse erforderlich, Teilversteifung der benachbarten Gelenke.	2/5–2/3	28–46,6%	40–50%
Bizepssehnenruptur proximal.	1/10	7%	10%
Bizepssehnenruptur distal.	1/10–1/4	7–17,5%	10–20%
Vollversteifung Ellenbogengelenk, 0–90–90, freie Unterarmdrehung.	1/3	23,3%	20%
Vollversteifung Ellenbogengelenk, 0–90–90, behinderte Unterarmdrehung.	2/5–1/2	28–35%	30%
Teilversteifung Ellenbogengelenk, 0–40–120, behinderte Unterarmdrehung.	1/5–1/3	14–23,3%	10–20%
Unterarmdrehung aufgehoben, günstige Stellung.	3/10–1/3	20–23,3%	20%
Unterarmdrehung aufgehoben, ungünstige Stellung.	1/3–1/2	23,3–35%	30%
Stabile Unterarmpseudarthrose.	1/5–1/3	14–23,3%	10–20%
Instabile Unterarmpseudarthrose, Hülse erforderlich.	2/5–2/3	28–46,6%	40–50%

	Bruchteil der teilweisen Gebrauchsunfähigkeit § 8, II (3) rechts u. links	Zahlenwert für die Höhe der Entschädigung nach AUB in Prozenten rechts u. links	Gesetzliche Unfallversicherung mit unterschiedlicher Bewertung ob rechts oder links
Ellen und/oder Speichenschaftbruch distal oder proximal, mit Fehlstellung verheilt, mittelgradige Hemmung der Unterarmdrehung und Handgelenk.	$\frac{1}{3}$ – $\frac{2}{5}$	23,3–28%	20–30%
Ellen oder/und Speichenschaftbruch, distal oder proximal, geringe Fehlstellung, geringe Bewegungshemmung, Handgelenk und Unterarmdrehung.	$\frac{1}{10}$–$\frac{1}{4}$	7,0–17,5%	10–20%
Speichenköpfchenbruch mit geringer Fehlstellung verheilt, mäßige Hemmung der Unterarmdrehung.	$\frac{1}{10}$	7%	10%
Speichenköpfchenbruch mit deutlicher Fehlstellung verheilt oder Resektion und Unterarmdreh-Hemmung, evtl. Bewegungshemmung Ellenbogengelenk.	$\frac{1}{3}$ – $\frac{2}{5}$	23,3–28%	20–30%
Typischer Speichenbruch (fr. radii in loco typico/Fract. Collesie) mit deutlicher Fehlstellung, verbliebener Bajonettstellung, Streck-Beugehemmung Handgelenk, Kraftminderung der Hand.	$\frac{1}{5}$ – $\frac{3}{10}$	14–20%	20–25%
Typischer Speichenbruch mit nur mäßiger oder keiner Fehlstellung und geringer Streck-Beugehemmung Handgelenk.	$\frac{1}{10}$–$\frac{1}{5}$	7%–14%	10%
Vollständige Plexuslähmung.	$\frac{1}{1}$	70%	50–70%
Teillähmungen z.B. Erb.	$\frac{3}{10}$–$\frac{1}{2}$	20–35%	30–40%
Vollständige Lähmung n. axillaris.	$\frac{1}{5}$	14%	20%
Vollständige Lähmung n. radialis.	$\frac{2}{5}$ – $\frac{1}{2}$	28–35%	30–40%
Vollständige Lähmung n. medianus.	$\frac{1}{3}$ – $\frac{2}{5}$	23,3–28%	30%
Vollständige Lähmung n. ulnaris.	$\frac{1}{3}$ – $\frac{2}{5}$	23,3–28%	30%

	Bruchteil der teilweisen Gebrauchsunfähigkeit § 8, II (3) rechts u. links	Zahlenwert für die Höhe der Entschädigung nach AUB in Prozenten rechts u. links	Gesetzliche Unfallversicherung mit unterschiedlicher Bewertung ob rechts oder links
Partielle Lähmungen des Plexus, n. axillaris, n. rad., n. medianus oder n. ulnaris.	$\frac{1}{10}$–$\frac{1}{2}$	7–35%	10–40%
Hand:			
Bruch eines Handwurzelknochens (z. B. Kahnbein) ohne Formveränderung verheilt.	$\frac{1}{10}$	5,5%	10%
Bruch eines Handwurzelknochens mit Form-Lageveränderung verheilt oder Pseudarthrose-Malacie.	$\frac{1}{5}$ –$\frac{1}{3}$	11,0–18,3%	20–30%
Bennetsche Fraktur gut verheilt.	$\frac{1}{20}$–$\frac{1}{10}$	2,75–5,5%	
Bennetsche Fraktur schlecht verheilt.	$\frac{1}{5}$ –$\frac{1}{4}$	11,0–13,8%	20%
Mittelhandbrüche mit freier Beweglichkeit der Finger.	$\frac{1}{10}$	5,5%	10%
Mittelhandbrüche mit Streck-Beugehemmungen aller Finger.	$\frac{1}{5}$ –$\frac{1}{3}$	11,0–18,3%	20–25%
Verlust 5. Mittelhandknochen und des Kleinfingers.	$\frac{1}{5}$	11,0%	10%
Teilverlust von Mittelhandknochen und aller Finger.	$\frac{2}{3}$	36,6%	40%
Verlust 1. Mittelhandknochen und Daumen.	$\frac{2}{5}$ –$\frac{1}{2}$	22,0–27,5	30%
Finger:			
Verlust Daumenendglied	$\frac{1}{2}$ –$\frac{2}{3}$	10,0–13,3%	0%
Verlust Endglied Zeigefinger	$\frac{2}{5}$	4%	0%
Verlust Endglied Mittel-, Ring- oder Kleinfinger.	$\frac{2}{5}$	2%	0%
Verlust des Daumens bei erhaltenem 1. Mittelhandknochen.	$\frac{1}{1}$	20%	10–20%
Verlust Mittel- und Endglied Zeigefinger.	$\frac{4}{5}$	8%	10%
Verlust Mittel- und Endglied am Mittel-, Ring- oder Kleinfinger.	$\frac{4}{5}$	4%	0%

	Bruchteil der teilweisen Gebrauchsunfähigkeit § 8, II (3) rechts u. links	Zahlenwert für die Höhe der Entschädigung nach AUB in Prozenten rechts u. links	Gesetzliche Unfallversicherung mit unterschiedlicher Bewertung ob rechts oder links
Verlust des Zeigefingers.	1/1	10%	10%
Verlust Mittel-, Ring- oder Kleinfinger.	1/1	5%	0%
Teilversteifung eines Gelenkes am Zeigefinger.	1/10–1/4	1,0–2,5%	0%
Teilversteifung an 2 oder 3 Gelenken des Zeigefingers.	1/3 –4/5	3,3–8,0%	10%
Teilversteifung an 2 oder 3 Gelenken Mittel-, Ring- oder Kleinfinger.	1/3 –4/5	1,6–4,0%	10%
Strecksehnenabriß am Endglied Zeigefinger.	1/10	1,0%	0%
Strecksehnenabriß am Endglied Mittel-, Ring- oder Kleinfinger.	1/10	0,5%	0%
Bein:			
Totalendoprothese Hüftgelenk mit geringer Bewegungshemmung und guter Belastbarkeit.	1/5 –2/5	14,0–28%	20–40%
Totalendoprothese Hüftgelenk, deutliche Bewegungshemmung, verminderte Belastbarkeit.	1/3 –2/3	23,3–46,0%	30–60%
Girdlestone.	4/5	56,0%	50–60%
„Problemhüfte.".	4/5 –1/1	56,0–70%	50–80%
Hüftgelenkteilversteifung nach Luxationsfraktur, Schenkelhalsbruch.	1/3 –2/5	23,3–28,0%	30–40%
Hüftgelenkteilversteifung in ungünstiger Gebrauchsstellung oder mit Beinverkürzung, Stockhilfe.	1/2 –3/4	35,0–52,5%	40–50%
Pseudarthrose, straff, nach Oberschenkelschaftbruch, freie Beweglichkeit der benachbarten Gelenke.	1/3	23,3%	30%
Pseudarthrose nach Oberschenkelschaftbruch, instabil, teils Hülsenapparat erforderlich oder Teilsteife der benachbarten Gelenke.	4/5 –1/1	56,0–70%	70%

	Bruchteil der teilweisen Gebrauchsunfähigkeit § 8, II (3) rechts u. links	Zahlenwert für die Höhe der Entschädigung nach AUB in Prozenten rechts u. links	Gesetzliche Unfallversicherung mit unterschiedlicher Bewertung ob rechts oder links
Pseudarthrose nach Unterschenkelbruch, instabil, teils Hülsenapparat erforderlich oder Teilsteife der benachbarten Gelenke.	$\frac{4}{5}$ – $\frac{1}{1}$	56,0–70%	60–70%
Osteomyelitis chronica nach Bruch Ober- oder Unterschenkel, Belastung ohne Hülsenapparat möglich, Teilsteife der benachbarten Gelenke.	$\frac{1}{3}$ – $\frac{2}{5}$	23,3–28,0%	30–40%
Osteomyelitis chronica mit Fistel nach Ober-/Unterschenkelbruch, Teilsteife der benachbarten Gelenke, Hülsenapparat erforderlich.	$\frac{4}{5}$ – $\frac{1}{1}$	56,0–70%	50–70%
Teilversteifung Kniegelenk (0–90–90) stabiler Bandapparat (z. B. nach Patellar- oder Schienbeinkopfbruch, Meniskotomie, Gelenkinfektion).	$\frac{1}{5}$ – $\frac{1}{4}$	14,0–17,5%	20%
Instabiler Bandapparat am Kniegelenk mit Bewegungshemmung.	$\frac{1}{5}$ – $\frac{1}{3}$	14,0–23,3%	20–30%
Instabiler Bandapparat, Kappe oder Hülsenapparat erforderlich.	$\frac{2}{5}$ – $\frac{2}{3}$	28,0–46,6%	30–50%
Günstiges Heilungsergebnis nach Meniskotomie	$\frac{1}{10}$	7%	10%
Valgus oder Varus oder Drehfehlstellung nach Ober- oder Unterschenkelbruch mit freier oder nur geringer Bewegungshemmung der Gelenke.	$\frac{1}{5}$ – $\frac{1}{4}$	14–17,5%	20%
Valgus oder Varus oder Drehfehlstellung mit deutlicher Bewegungshemmung (Knie und/oder Fußgelenk).	$\frac{1}{4}$ – $\frac{1}{2}$	17,5–35,0%	30–40%
Beinverkürzung bis 3,0 cm bei freier Beweglichkeit aller Gelenke.	$\frac{1}{10}$–$\frac{1}{5}$	7,0–14,0%	10%
Beinverkürzung mehr als 3,0 cm und Teilsteife der Gelenke.	$\frac{1}{3}$ – $\frac{1}{2}$	23,3–35,0%	30%

	Bruchteil der teilweisen Gebrauchsunfähigkeit § 8, II (3) rechts u. links	Zahlenwert für die Höhe der Entschädigung nach AUB in Prozenten rechts u. links	Gesetzliche Unfallversicherung mit unterschiedlicher Bewertung ob rechts oder links
Zustand nach Patellektomie mit stabilem Bandapparat, freie Beweglichkeit.	$\frac{1}{5}$	14,0%	20%
Zustand nach Patellektomie mit teils instabilem Bandapparat und Bewegungshemmung Kniegelenk.	$\frac{1}{4} - \frac{2}{5}$	17,5–28,0%	30–40%
Unterschenkelbruch mit Teilsteifen an beiden Sprunggelenken, ohne Fehlstellung verheilt.	$\frac{1}{4} - \frac{1}{3}$	17,5–23,3%	20%
Unterschenkelbruch mit Wackelsteife am Fußgelenk und Fehlstellung-Verkürzung.	$\frac{2}{5} - \frac{2}{3}$	28,0–46,0%	40%
Zustand nach Achillessehnenriß, günstiges Ergebnis.	$\frac{1}{10}$	7%	10%
Zustand nach Achillessehnenriß mit ungünstigem Ergebnis.	$\frac{1}{5} - \frac{1}{4}$	14,0–17,5%	20%
Vollständige Lähmung n. ischiadic. mit trophischen Störungen.	$\frac{1}{1}$	70%	60–70%
Teillähmung n. ischiadic. ohne trophische Störungen	$\frac{2}{5} - \frac{1}{2}$	28,0–35,0%	30–40%
Vollständige Lähmung des n. peroneus.	$\frac{1}{3} - \frac{2}{5}$	23,3–28,0%	30%
Unvollständige Lähmung des n. peroneus.	$\frac{1}{5} - \frac{1}{3}$	14,0–23,3%	20%
Chronische Schwellneigungen am Bein (postthrombotisches Syndrom etc.).	$\frac{1}{5} - \frac{2}{5}$	14,0–28,0%	20–30%
Fuß:			
Vollständige oder Wackelsteife am oberen Sprunggelenk ohne Fehlstellung Fuß zu Bein (nach Pilonfraktur, doppeltem Knöchelbruch, Sprungbeinbruch ohne Unfallfolgen am Bein).	$\frac{2}{3} - \frac{3}{4}$	26,6–30,0%	20–25%
Teilsteife am oberen Sprunggelenk.	$\frac{1}{4} - \frac{1}{3}$	10,0–13,3%	10–20%

	Bruchteil der teilweisen Gebrauchsunfähigkeit § 8, II (3) rechts u. links	Zahlenwert für die Höhe der Entschädigung nach AUB in Prozenten rechts u. links	Gesetzliche Unfallversicherung mit unterschiedlicher Bewertung ob rechts oder links
Versteifung oder Wackelsteife oberes und unteres Sprunggelenk mit günstiger Gebrauchsstellung des Fußes.	¾	30,0%	30%
Versteifung oberes und unteres Sprunggelenk mit Fehlstellung des Fußes zum Bein, ungünstige Gebrauchsstellung des Fußes.	¹/₁	40,0%	30–40%
Zustand nach günstig verheiltem Fersenbeinbruch mit noch erhaltenem Tubergelenkwinkel und ohne Fehlstellung des Fußes.	¼	10%	10–20%
Zustand nach Fersenbeinbruch, Aufhebung des Tubergelenkwinkels, Fehlstellung des Fußes.	⅖ –¾	16,0–30%	30%
Versteifung unteres (hinteres und vorderes) Sprunggelenk, freie Beweglichkeit am oberen Sprunggelenk.	¼	10%	10–20%
Versteifung unteres (hinteres und vorderes) Sprunggelenk mit Fehlstellung des Fußes.	½	20%	20–25%
Zustand nach Fußwurzelbrüchen, günstige Verheilung ohne Fehlstellungen.	¼	10%	10–20%
Zustand nach Fußwurzelbrüchen, ungünstige Verheilung mit Fehlstellungen.	⅓ –½	13,3–20%	20%
Zustand nach isoliertem Bruch, Basis 5. Mittelfußknochen.	0–¹/₁₀	0–4,0%	0%
Zustand nach Mehrfachbrüchen der Mittelfußknochen – traumatischer Plattfuß etc.	½ –¾	20,0–30%	20–30%
Verlust der Großzehe oder einer anderen Zehe mit Teilverlust distaler Mittelfußanteile.	⅕ –½	8,0–20%	10–20%

	Bruchteil der teilweisen Gebrauchsunfähigkeit § 8, II (3) rechts u. links	Zahlenwert für die Höhe der Entschädigung nach AUB in Prozenten rechts u. links	Gesetzliche Unfallversicherung mit unterschiedlicher Bewertung ob rechts oder links
Als feste Invaliditätsgrade unter Ausschluß des Nachweises eines höheren oder geringeren Grades werden angenommen (§ 8, II (2) a + b):			
Bei Verlust			
eines Armes im Schultergelenk		70%	70–80%
eines Armes bis oberhalb des Ellenbogengelenkes		65%	70,0%
eines Armes unterhalb des Ellenbogengelenkes		60%	60–70%
einer Hand im Handgelenk		55%	40–50%
eines Daumens		20%	10–20%
eines Zeigefingers		10%	10%
eines anderen Fingers		5%	0%
Bei Verlust			
eines Beines über Mitte des Oberschenkels		70%	70%
eines Beines bis zur Mitte des Oberschenkels		60%	50–60%
eines Beines bis unterhalb Kniegelenk		50%	40–50%
eines Beines bis zur Mitte des Unterschenkels		45%	40%
eines Fußes im Fußgelenk		40%	30–40%
einer großen Zehe		5%	0%
einer anderen Zehe		2%	0%

Spezielle Aspekte bei der gutachtlichen Beurteilung der dauernden, teilweisen Gebrauchsunfähigkeit gemäß § 8,(II)3 AUB:

Die dauernde, teilweise Gebrauchsunfähigkeit sollte zweckmäßig in Bruchteilen angegeben werden, also $\frac{1}{10}$, $\frac{1}{5}$, $\frac{2}{5}$, $\frac{1}{2}$, $\frac{2}{3}$, $\frac{3}{4}$. In den Tabellen sind daneben auch die Prozentgrade der Entschädigungsleistung angegeben. Diese sind aber variabel, weil in Sonderfällen andere, feste Invaliditätsgrade versichert werden können. Es wird dann von *erhöhter Gliedertaxe* gesprochen. Gegen Prämienerhöhung können in Sonderbedingungen die vertraglich in § 8(II)2 festgelegten Invaliditätsgrade erhöht werden, also z. B. die dauernde bleibende Gebrauchsunfähigkeit des Armes statt mit 70% zu 100% u. a. m. Trotzdem gilt, daß bei teilweiser Gebrauchsunfähigkeit diese ohne Berücksichtigung der tatsächlichen konkreten Auswirkung auf die Arbeitsfähigkeit des Versicherten in einem speziellen Beruf erfolgen muß, also wie auch sonst abstrakt beurteilt werden muß.

Die *teilweise Gebrauchsunfähigkeit* darf *nur* auf die *gesamten* Gliedmaße bezogen werden. Bei Unfallfolgen eines Unterschenkelbruches muß die dadurch entstandene Gebrauchsunfähigkeit auf die des ganzen Beines bezogen werden. Es darf nicht auf eine teilweise Gebrauchsunfähigkeit des Unterschenkels, bezogen auf den Verlust des Beines unterhalb des Kniegelenkes (= Unterschenkelamputation) abgestellt werden. Grewing (1962) hat die Auslegung des § 8, II (3) wie folgt erläutert: „Es wäre widersinnig und vor allem medizinisch problematisch, wenn zur Bemessung der vollständigen Gebrauchsunfähigkeit einer der Sätze für teilweisen Verlust herangezogen würde, denn eine völlige Gebrauchsunfähigkeit z. B. des Beines 'bis zur Mitte des Unterschenkels' läßt sich schwer feststellen. Deshalb kann der in Ziff.(3) erwähnte 'für den Verlust geltende Satz' nur der jeweilige Höchstsatz der betreffenden Gliedmaße (Arm, Hand, Bein, Fuß) sein. Die Sätze für den teilweisen Verlust müssen dann aber auch bei genauer Überlegung für die Bemessung von teilweiser Gebrauchsunfähigkeit ausscheiden. Anders ausgedrückt: was bei den Höchstsätzen für den Verlust einzelner Gliedmaßen möglich ist, nämlich die Übereinstimmung zwischen Verlust und Gebrauchsunfähigkeit herzustellen, geht bei den Zwischensätzen für Teilverluste nicht, da eine nach der Größe der vorhandenen Stümpfe ausgerichtete Bemessungsgrundlage nicht für die Bemessung teilweiser Gebrauchsunfähigkeit brauchbar sein kann. Der zweite Satz der Ziffer(3) kann also, soweit er sich auf die Gebrauchsunfähigkeit bezieht, nur im Zusammenhang mit dem ersten Satz dieser Ziffer ausgelegt werden. Das heißt: die teilweise Gebrauchsunfähigkeit kann nur aus dem Prozentsatz für die vollständige Gebrauchsunfähigkeit bemessen werden. Zur Bemessung der teilweisen Gebrauchsunfähigkeit kann daher auch nur der im ersten Satz der Ziffer(3) erwähnte für den Verlust geltende Prozentsatz und damit, wie oben dargelegt, nur der jeweilige Höchstsatz der betreffenden Gliedmaße herangezogen werden." (Grewing 1962; Perret 1962.)

Ob bei einer *bleibenden teilweisen Gebrauchsunfähigkeit* eines Gliedmaßenabschnittes (also von Hand oder Fuß) von *Hand- oder Fußwert* ausgegangen werden muß *oder von teilweiser Gebrauchsunfähigkeit Arm oder Bein,* ist vertraglich nach den AUB nicht geregelt. Bei maßgebenden bleibenden Unfallfolgen in körperfernen Gliedmaßenabschnitten (Hand–Finger bzw. Fuß-Zehen) sind auch nicht selten die körpernahen Gliedmaßenabschnitte (Arm oder Bein) in der Gebrauchsfähigkeit beeinträchtigt. Die Entscheidung, ob im Einzelfall von teilweiser Gebrauchsunfähigkeit des Armes oder der Hand bzw. des Fußes oder des Beines ausgegangen werden muß, wird teils davon abhängig sein, wo primär anatomisch die Verletzung lokalisiert war, teils aber auch vom Ausmaß, wie Lokalisation der bleibenden Störungen (Gebrauchsunfähigkeit). Starre Regeln lassen sich nicht aufstellen, jeder Fall muß gesondert bewertet oder abgeschätzt werden. Es muß jedenfalls der Sitz der Verletzung nicht mit der Ursache der verbleibenden Gebrauchsunfähigkeit zusammenfallen. Der Umschlag der vollen Gebrauchsunfähigkeit einer untergeordneten Gliedmaße zur teilweisen Gebrauchsunfähigkeit des übergeordneten Gliedes ist also im Einzelfall auch gegeben (Grewing 1962).

Bei *Unfallfolgen* nach Verletzungen an den *Fingern* wurden bei Teilverlusten als Maßstab für die verbliebene Gebrauchsunfähigkeit früher nur die Länge der verlorengegangenen Teile zugrunde gelegt. Für die Gebrauchsfähigkeit der Finger kommt es aber entscheidend auf die durch die Nägel geschützten vorderen Teile der Finger mit dem Gefühl und der Greiffähigkeit an (OLG Hamm, U. v. 20. 3. 1959, VersR. 1962, 269). Bei Unfallfolgen mehrerer Finger einer Hand ist der Invaliditätsgrad nach den in der Gliedertaxe enthaltenen Sätzen für die einzelnen Finger und nicht nach dem Satz der Hand zu ermitteln (LG Saarbrücken, U. v. 24. 9. 1973, VersR. 1974, 53–54). Im Einzelfall kann die primär isolierte Fingerverletzung über Infektion, Sudeck, zu maßgebenden Weiterungen führen, die dann auch bleibende Folgen an der Hand oder Arm nach sich ziehen. Dann wird man nicht von Gebrauchsunfähigkeit der Finger ausgehen, sondern dies mitsamt den übrigen Unfallfolgen als Gebrauchsunfähigkeit der Hand oder des Armes bewerten müssen.

Im Schrifttum sind verschiedene Angaben über die Höhe der Gebrauchsunfähigkeit des Beines nach *Hüftgelenkprothese* angegeben worden. Die Höhe der teilweisen Gebrauchsunfähigkeit des Beines kann nicht allein nach dem Umfang der verbliebenen Bewegungshemmung bemessen werden, viele andere Fakten sind zu berücksichtigen, teils sind diese sogar bedeutsam. Die Bewertung der Hüft-Beinfunktion sollte nach Merle d'Aubigné (1969), der dazu ein Schema angegeben hat, Schmerzen, Motilität und Gang berücksichtigen. Erfahrung zeigt, daß bei Hemialloarthroplastik der Dauerschaden meist höher liegt als bei der Totalalloarthroplastik. Bei letzterer wird bei günstigem Verlauf $\frac{1}{5}$–$\frac{2}{5}$ Gebrauchsunfähigkeit in Frage kommen, bei der Hemialloarthroplastik $\frac{1}{3}$–$\frac{2}{3}$.
(Rompe 1972; Perret 1978; Weller 1971)

Bewertung der Hüftfunktion nach Merle d'Aubigné

Schmerzen	*Motilität*	*Gang*
0 starke, ständige Schmerzen	0 Ankylose in Fehlstellung	0 unmöglich
1 sehr starke Schmerzen, die den Schlaf behindern	1 klinische Ankylose mit leichter oder ohne Fehlstellung	1 nur mit Krücken
2 starke Schmerzen beim Gehen, die die Berufsausübung behindern	2 Beugung 40 Grad, Abduktion 0 Grad oder leichte Fehlstellung	2 nur mit zwei Stöcken
3 starke, aber erträgliche Schmerzen mit beschränkter Berufsausübung	3 Beugung 40–60 Grad	3 weniger als 1 Stunde mit Stock, sehr schlecht ohne Stock
4 Schmerzen nur nach dem Gehen, verschwinden schnell in Ruhe	4 Beugung 60–80 Grad, kann sich die Schuhe schnüren	4 langdauernd mit 1 Stock, beschränkt und ohne Stock hinkend
5 sehr leichte und intermittierende Schmerzen, die eine normale Tätigkeit nicht verhindern	5 Beugung 80–90 Grad, Abduktion bis 25 Grad	5 ohne Stock, aber leicht hinkend
6 vollständige Schmerzlosigkeit	6 Beugung 90 Grad, Abduktion 40 Grad	6 normal

Beurteilung der Funktion, die sich aus der Addition der Zahlen der in der Einteilung der angeführten Bewertungen von 0–6 von Schmerzen, Motilität und Gang ergeben:	Bruchteil der teilweisen Gebrauchsunfähigkeit des Beines:
0– 8 schlecht	$^1/_1$
9–12 mäßig	$^1/_2 - ^2/_3$
13–16 gut	$^1/_5 - ^2/_5$
17–18 sehr gut	$^1/_{10} - ^1/_5$

Für Unfallfolgen, die nicht auf fachchirurgischem-orthopädischem Gebiet liegen, ist der entsprechende Facharzt zuständig. Auf *fachaugenärztlichem Gebiet* wird auf die von Burggraf erweiterte Roggenkämpersche Tabelle verwiesen, zum Problem indirektes Trauma und Netzhautablösung auf die Richtlinien, die Gärtner

und Gramberg-Danielsen gegeben haben. Auf *fachohrenärztlichem Gebiet* sind
neue Tabellen für den prozentualen Hörverlust von Feldmann (1976) erstellt worden.

Bei Unfallfolgen, die nach der dauernden, bleibenden Gebrauchsunfähigkeit gemäß § 8, II (3) AUB bewertet werden müssen, ist *Ganzinvalidität* nur für den Fall
der völligen Erblindung vorgesehen. Bei Unfallfolgen an mehreren Gliedmaßen
kann die Addition der Prozentgrade der verschiedenen teilweisen Gebrauchs-
unfähigkeiten ebenfalls Ganzinvalidität (100%) ergeben. Bei Unfallfolgen, die
nach § 8, II (5) zu bewerten sind, kann die Minderung der Erwerbsfähigkeit (MdE)
wie in der gesetzlichen Unfallversicherung oder die Erwerbsminderung (EM) wie
im Haftpflichtanspruch nur 80 oder 90% betragen. Das schließt aber nicht aus,
daß im Einzelfall eine geringe Erwerbsmöglichkeit von 10 oder 20%, die praktisch
nicht ins Gewicht fällt, die Annahme einer vollen Invalidität nicht ausschließt
(KG, 7. 11. 1928, JRPV, 28, 388).

– (im Sinne des § 8, II, 5 AUB)

§ 8 (II) 5 AUB: „Soweit sich der Invaliditätsgrad nach vorstehendem nicht bestimmen läßt, wird bei Bemessung in Betracht gezogen, inwieweit der Versicherte imstande ist, eine Tätigkeit auszuüben, die seinen Kräften und Fähigkeiten entspricht
und die ihm unter billiger Berücksichtigung seiner Ausbildung und seines bisherigen Berufes zugemutet werden kann."

Wenn im Sozialversicherungsrecht bleibende Unfallfolgen als Minderung der Erwerbsfähigkeit (MdE) eingeschätzt werden, kommt
es dabei nicht darauf an, ob der Erwerb gemindert ist, sondern allein auf die Fähigkeit zu erwerben. Die zuerkannte Rente nach der
Höhe der MdE hat primär nicht den Ausgleich eines wirtschaftli-
chen Schadens zum Ziele, sie stellt vielmehr eine rein abstrakte
Schadenberechnung dar, die auf fiktive und hypothetische Gesichtspunkte aufgebaut ist (Reichenbach, 1974). Für bestimmte
Unfallfolgen, die in der „Gliedertaxe" § 8, II (2) zusammengefaßt
sind, gelten feste Invaliditätsgrade unbeschadet der speziellen Beeinträchtigung im Beruf. Nur wenn sich danach der Invaliditätsgrad nicht bestimmen läßt, gelten die Grundsätze des § 8, II (5).
Sind die festen Invaliditätsgrade gemäß § 8, II (2) abstrakt, so äh-
nelt die Beurteilung inwieweit der Versicherte imstande ist, eine Tätigkeit entsprechend seinen Kräften und Fähigkeiten unter billiger
Berücksichtigung seiner Ausbildung und des bisherigen Berufes
zugemutet werden kann, der konkreten Schadensbeurteilung. Der

34

Invaliditätsgrad bezieht sich aber auch auf die vertraglich festgelegte Invaliditätssumme, bleibt also letztlich doch abstrakt (Reichenbach 1974). Ob Minderverdienst gegeben ist, Berufs- oder Ortswechsel erforderlich ist, ob andere Tätigkeiten zumutbar sind, sind bei dieser Beurteilung nach § 8, II (5) nicht relevant, müssen unberücksichtigt bleiben. Je nach bisheriger Tätigkeit und Alter des Versicherten kann bei gleicher Art der Unfallfolgen sich eine unterschiedliche Beurteilung der Beeinträchtigung ergeben (Fitzek 1977).

Wussow führte aus, daß vom medizinischen Standpunkt aus untersucht und begründet werden müsse, ob das „Imstandesein", also das potentielle Können, nach dem Unfall die ausgeübte oder individuellen Verhältnissen entsprechende Tätigkeit fortzuführen, reduziert ist. Ausmus meint, daß zu prüfen sei, ob im Einzelfall die wirtschaftliche Verwertbarkeit der Arbeitskraft des Versicherten infolge der Beeinträchtigung seiner körperlichen Leistungsfähigkeit meßbar verringert worden ist. Dabei dürfte ebenso wie bei der abstrakten Bestimmung des Invaliditätsgrades nach der Gliedertaxe weder die gegenwärtige Lage des Arbeitsmarktes noch der tatsächliche Verdienst bzw. Erwerbsgewinn vor und nach dem Unfall ausschlaggebend sein. Werden nach dieser Beurteilungsgrundlage Unfallfolgen individuell abgeschätzt, werden sich teils höhere, teils niedrigere Prozentgrade der dauernden Beeinträchtigung der Arbeitsfähigkeit ergeben als bei einer abstrakten Beurteilung für die gesetzliche Unfallversicherung (MdE).

10. Spezielle Aspekte bei der gutachtlichen Beurteilung der dauernden Beeinträchtigung der Arbeitsfähigkeit

(gemäß § 8, II (5) AUB)

Wird die dauernde, teilweise Gebrauchsunfähigkeit von Unfallfolgen, die nach § 8, II (2) AUB beurteilt, in Bruchteilen ausgedrückt, muß die Beeinträchtigung der Arbeitsfähigkeit bei Unfallfolgen, die nach § 8, II (5) AUB zu bewerten sind, in Prozentgraden zur Vollinvalidität angegeben werden. In Unkenntnis dessen wird zuweilen bei *Unfallfolgen an der Wirbelsäule* darauf abgestellt, daß durch Unfallfolgen deren Gebrauchsunfähigkeit um ¼ etc. gemindert sei. Folgen von Wirbelbrüchen müssen nach § 8, II (5) AUB bewertet werden. Die Kriterien, die Erdmann (1971) zur Beurteilung der Folgen von isolierten Frakturen der Brust- oder Lendenwirbel gegeben hat, sollten Berücksichtigung finden. Isolierter Bruch eines Wirbels mit oder ohne Bandscheibenschädigung, statisch stabil oder instabil, mit oder ohne wirksamen Achsenknick. Im Einzelfall muß aber auch der Vorzustand oder der Vorschaden (§ 10,1 – § 10,4 AUB) berücksichtigt werden (Fitzek 1975; Perret 1977). Bei *Wirbelbrüchen nach Kraftanstrengung* (z. B. Deckplatteneinbrüche nach Heben in Hockstellung u. a. m.) kommt der Frage hohe Bedeutung zu, ob solche Frakturen Zerreißungen im Sinne des § 2 (2) 1 AUB sind. Die Rechtsprechung hat bisher dies verneint (LG München, 21. 3. 1973, 1020). Im Einzelfall wird es auf besondere Analyse des Unfallmechanismus ankommen, auch auf einen evtl. Vorzustand oder Vorschaden. Beim *Milzverlust* wird zu unterscheiden sein, ob es sich um Kinder handelt oder Erwachsene, da letztere den Verlust der Milz im allgemeinen voll kompensieren können. Vor der endgültigen Beurteilung ist jedenfalls die Zweijahresfrist einzuhalten, dann auch fachinternistische Zusatzbeurteilung einzuholen. Die auf den Milzverlust bezogene Infekthäufigkeit muß nicht spezifische Unfallfolge sein, sie kommt auch sonst vor. Unbeschadet dessen, ist dies aber etwas, was nicht als meßbare Beeinträchtigung der Arbeitsfähigkeit gemäß § 8, II (5) bewertet werden kann. Kein Zweifel besteht, daß nach traumatischem Milzverlust aber Verwachsungs-Narbenbeschwerden im Oberbauch zurückbleiben können, bei denen dann mangels Gegenbeweises eine Beeinträchtigung zur Diskussion stehen kann. Beim *Nierenverlust* ist maßgebend, ob die verbliebene Restniere voll funktionstüchtig ist, auch nach längerer Beobachtungszeit (2–3 Jahre) bleibt. Im allgemeinen ist volle bleibende Funktion der Restniere anzunehmen, damit keine reell meßbare Beeinträchtigung, es sei denn durch Narben-Verwachsungen, Muskelbrüche in der Lende u. a. m. Beim einseitigen *Hodenverlust* entfällt eine meßbare Beeinträchtigung der Arbeitsfähigkeit, nur beim doppelseitigen Hodenverlust kann es über damit zusammenhängende hormonelle Störungen im Einzelfall tatsächlich zur bleibenden Beeinträchtigung kommen. Bei den verschiedenen Formen der *Querschnittslähmung,* die mit Bettlägerigkeit, Stand und Gangvermögen nur mit Schienen-Apparaten etc. einhergehen, ist 100%ige Beeinträchtigung anzunehmen. Bei günstigem Verlauf – partielle Querschnittslähmungen – mit bedingter Funktion der Beine, mit eigentätig möglicher

Fortbewegung wird, da die körperfernen Lähmungen im Vordergrund stehen, zunächst diese teilweise Gebrauchsunfähigkeit der Beine gemäß § 8, II (3) zu beurteilen sein, danach zusätzlich noch der übergeordnete Rückenmark- bzw. Wirbelbruchschaden. Es ergeben sich dann aber in der Regel auch Beeinträchtigungen, die nahe 100% liegen, nur in Einzelfällen Beeinträchtigungen, die darunter liegen.

11. Meinungsverschiedenheiten über Unfallfolgen – Ärzteausschuß

§ 12, I

(1) Im Falle von Meinungsverschiedenheiten über Art und Umfang der Unfallfolgen oder darüber, ob und in welchem Umfang der eingetretene Schaden auf den Versicherungsfall zurückzuführen ist, entscheidet ein Ärzteausschuß; für alle sonstigen Streitpunkte sind die ordentlichen Gerichte zuständig.

(2) Die Entscheidung des Ärzteausschusses ist von dem Versicherungsnehmer bis zum Ablauf von 6 Monaten, nachdem ihm die Erklärung des Versicherers nach § 11 zugegangen ist, zu beantragen. Versicherer und Versicherungsnehmer können jedoch bis zum Ablauf dieser Frist verlangen, daß anstelle des Ärzteausschusses die ordentlichen Gerichte entscheiden. Wird dieses Verlangen gestellt, so kann der Versicherungsnehmer nur Klage erheben.

(3) Läßt der Ansprucherhebende, die unter (2) genannte Frist verstreichen, ohne daß er entweder die Entscheidung des Ärzteausschusses verlangt oder Klage erhebt, so sind weitergehende Ansprüche, als sie vom Versicherer anerkannt sind, ausgeschlossen. Auf diese Rechtsfolge hat der Versicherer in seiner Erklärung hinzuweisen.

Für den Ärzteausschuß gelten folgende Bestimmungen:
§ 12, II

(1) *Zusammensetzung:*
a) Der Ärzteausschuß setzt sich zusammen aus zwei Ärzten, von denen jede Partei einen benennt, und einem Obmann. Dieser wird von beiden von den Parteien benannten Ärzten gewählt und soll ein auf dem Gebiet der Unfallbegutachtung erfahrener Arzt sein, der nicht in einem Abhängigkeitsverhältnis zu einer der beiden Parteien steht. Einigen sich die von den Parteien gewählten Ärzte nicht binnen eines Monats über den Obmann, so wird dieser auf Antrag einer Partei von dem Vorsitzenden der für den letzten inländischen Wohnort zuständigen Ärztekammer benannt. Hat der Versicherte keinen inländischen Wohnort, so ist die für den Sitz des Versicherers zuständige Ärztekammer maßgebend.
b) Benennt eine Partei ihr Ausschußmitglied nicht binnen eines Monats, nachdem sie von der anderen Partei hierzu aufgefordert ist, so wird dieses Ausschußmitglied gleichfalls durch den Vorsitzenden der Ärztekammer benannt.

(2) *Verfahren:*
a) Sobald der Ausschuß zusammengesetzt ist, hat der Versicherer unter Einsendung der erforderlichen Unterlagen den Obmann um die Durchführung des Verfahrens zu ersuchen.
b) Der Obmann bestimmt im Benehmen mit den beiden Ausschußmitgliedern Ort und Zeit des Zusammentritts und gibt hiervon den Parteien mindestens eine Wo-

che vor dem Termin Nachricht. Es bleibt ihm unbenommen, sich wegen weiterer Aufklärung des Sachverhaltes an die Parteien zu wenden. In der Sitzung ist der Versicherte, soweit möglich, zu hören und erforderlichenfalls zu untersuchen. Erscheint der Versicherte unentschuldigt nicht, so kann der Ausschuß auf Grund der Unterlagen entscheiden.

c) Die Entscheidung ist schriftlich zu begründen und vom Obmann zu unterzeichnen.

(3) *Kosten:*
Ist die Entscheidung des Ärzteausschusses für den Versicherten günstiger als das vor seinem Zusammentritt abgegebene Angebot des Versicherers, so sind die Kosten voll von diesem zu tragen. Anderenfalls werden sie dem Versicherungsnehmer auferlegt. Wenn nur Tagegeld strittig ist, bis zum 20fachen Betrag des versicherten Tagegeldsatzes, wenn nur Krankenhaustagegeld strittig ist, bis zum 10fachen Betrag des versicherten Krankenhaustagegeldsatzes, wenn nur Heilkosten strittig sind, bis zu 10% der versicherten Heilkosten, sonst bis zu 20% der versicherten Invaliditäts- oder Todesfallsumme.

Der Obmann erhält von der Versicherungsgesellschaft alle bisherigen Gutachten, Unterlagen, Erhebungen u. a. m. und die Fragen an den Ärzteausschuß. Diese enthalten die auf die speziellen Belange der privaten Unfallversicherung abgestellten Fragen und besonderen Hinweise. Die Untersuchung des Verletzten durch den Obmann muß, sofern erforderlich, im Beisein der Ärzte der beiden Parteien erfolgen. Bei Verletzungsfolgen auf verschiedenen Fachgebieten sind nicht verschiedene Ausschüsse zu bilden. Der Obmann muß im Einverständnis mit den beiden Parteienvertretern im Einzelfall zusätzliche Fachuntersuchungen veranlassen, deren Ergebnis bei der endgültigen Entscheidung mit verwertet werden müssen. Der Obmann muß auch bisher noch nicht vorhandene Unterlagen (frühere Röntgenbilder u. a.) anfordern. Im Ausschuß sind nur der Obmann sowie die zwei Ärzte der Parteien tätig, vorübergehend auch der Verletzte anwesend. Grundsätzlich soll in dieses Verfahren nichts hineingetragen werden, was über den Rahmen der ärztlichen Zuständigkeit hinausgeht. Die Anwesenheit einer zusätzlichen Vertretung einer der beiden Parteien, etwa des Anwaltes, von Zeugen u. a. m., ist unzulässig (Köstlin, Jungmichel, Spohn, Mueller, Haehner, Liniger, Klar). Der Obmann wird nach der Anhörung und Untersuchung des Verletzten mit den beiden Sachverständigen ohne Beisein des Verletzten die Meinungsverschiedenheiten erörtern. Der Obmann muß Vorgeschichte und

Befund referieren, die Beurteilung begründen. Dabei ist es nicht notwendig, daß alle Einwände, vornehmlich untergeordneter Bedeutung, im einzelnen erörtert und besprochen werden. In der Gesamtbegründung muß aber erkennbar sein, daß die gegensätzlichen Meinungen geprüft und erörtert worden sind. Die gestellten Fragen sind eingehend zu beantworten, es muß alles so formuliert werden, daß es auch einem Laien verständlich ist, denn der Entscheid des Ärzteausschusses wird auch dem Verletzten zugestellt.
Die dem *Ärzteausschuß zu stellenden Fragen* unter Berücksichtigung der speziellen Beurteilungsgrundlage der AUB sollten folgenden Wortlaut haben:

1. Welche Folgen hatte der Unfall... für Herrn N. N.?
2. Liegen heute noch Folgen dieses Unfalls vor, und welche sind dies?
3. Lagen oder liegen psychische oder nervöse Störungen vor? Wenn ja, so sind sie bei der Beantwortung der Frage 4 und 5 nur dann als Unfallfolge zu werten, wenn und soweit sie auf eine durch den Unfall verursachte organische Erkrankung des Nervensystems zurückzuführen sind. Es ist dabei § 10(5) AUB der Versicherungsbedingungen zu beachten. Nichtorganische Nervenstörungen müssen also unberücksichtigt bleiben.
4. In welchen Zeiträumen und zu welchen Prozentgraden war der Versicherte vom... bis... in seiner Berufstätigkeit als... arbeitsbehindert? Es ist hierbei § 8, III(1) AUB der Versicherungsbedingungen zu berücksichtigen.
5. Besteht eine dauernde Beeinträchtigung der Arbeitsfähigkeit (Invalidität) des Versicherten? Wenn ja, wie hoch ist diese? Bei Bemessung der Höhe des Gesamtdauerschadens ist
a) soweit die Verletzung von Gliedmaßen in Betracht kommt, ausschließlich die Gliedertaxe § 8, II(2), (3) und (4) AUB und
b) bezüglich sonstiger Unfallverletzungen § 8, II(5) AUB der Versicherungsbedingungen maßgebend.
6. Handelt es sich bei den festgestellten krankhaften Veränderungen ausschließlich um Unfallfolgen, oder liegen auch unfallfremde Krankheiten und Gebrechen vor? Wenn ja, welche sind dies?
7. Haben zur Herbeiführung der vorübergehenden (Frage 4) oder der dauernden (Frage 5) Beeinträchtigung der Arbeitsfähigkeit neben dem Unfall Krankheiten und Gebrechen (Frage 6) mitgewirkt? Wenn ja, in welchem Prozentgrad? Es ist hierbei § 10(1) AUB der Versicherungsbedingungen zu berücksichtigen.
8. War der Versicherte schon vor Eintritt des Versicherungsfalles durch Krankheit oder Gebrechen (Frage 6) in seiner Arbeitsfähigkeit dauernd beeinträchtigt? Wenn ja, wie hoch war der Grad der bereits vorhandenen Invalidität? § 10(4) AUB.

Muster für das Protokoll eines Ärzteausschusses:

An dem Ärzteausschuß, der die Verletzungsfolgen des Herrn N. N. gemäß den gestellten Fragen beurteilt hat, nahmen teil:
Dr. X... als Obmann
Dr. Y... als Vertreter des Verletzten
Dr. Z... als Vertreter der Versicherung
Vom Obmann wurde der Inhalt der Akte, insbesondere die bisherigen Gutachten und Beurteilungen vorgetragen. Es erfolgte dann die eingehende Befragung des Verletzten zur Vorgeschichte, zum Gesamtverlauf der Verletzungsfolgen und den noch vorhandenen Beschwerden; danach eine eingehende Untersuchung durch den Obmann und die beiden Vertreter. Anschließend wurden ohne Beisein des Verletzten von den Mitgliedern des Ärzteausschusses die verschiedenen Fragen erörtert.
Angaben des Verletzten: „Ich habe immer noch Ellenbogengelenkschmerzen, kann den rechten Arm am Ellenbogen nicht richtig drehen und bewegen, bin deshalb in meinem Beruf als Maurer behindert, schaffe nicht mehr alles, was früher möglich war."
Allgemeinbefund:...
Lokalbefund: Der rechte Arm ist insgesamt sicht- und fühlbar in der Muskulatur schwächer als der linke Arm. Minderung des Umfanges am Ober- und Unterarm gegenüber links im Mittel 1,5 cm. Die Ellenbogengelenkkonturen sind angedeutet verwachsen, soweit tastbar, finden sich die Skelettanteile an regelrechter Stelle. Die Gelenkkapsel ist insgesamt im äußeren Bereich etwas druckschmerzhaft, es ist keine Lockerung nachweisbar. Links gelingt eigen- wie fremdtätig eine Streckung im Ellenbogengelenk bis 180 Grad, eine Beugung bis 40 Grad, rechts dagegen die Streckung nur bis 150 Grad, die Beugung bis 70 Grad. Die Auswärtsdrehung des Unterarmes im Ellenbogengelenk ist frei, die Einwärtsdrehung im letzten Drittel gehemmt. Bewegungsgeräusche sind nicht fühlbar. Im Bereich des Speichenköpfchens besteht ein allgemeiner Druckschmerz, kein ausgesprochener Drehschmerz. Neurologische Störungen sind am Unterarm, an Hand und Fingern nicht nachweisbar. Handgelenk und Fingergelenke frei beweglich, Hohlhandbeschwielung rechts wie links seitengleich, voller Faustschluß. Neue Röntgenaufnahmen zeigen, daß der Bruch des Speichenköpfchens (Meiselfraktur) mit geringer Einstauchung, damit Verkürzung und Verbiegung nach ellenwärts, knöchern fast verheilt ist, der Kronenfortsatz der Elle ist normal geformt, in den Weichteilen der Gelenkkapsel sind keine fremden Schatten erkennbar.

Antwort auf die Fragen an den Ärzteausschuß (1–8):

ad 1): Der Unfall des Versicherten führte zu einer knöchernen Verletzung am Speichenköpfchen rechts.
ad2): Folgen des Unfalles liegen noch vor, siehe dazu Befund.
ad 3): entfällt.

ad 4): Im Heilungsverlauf traten bei konservativer Behandlung des Bruches mit anfänglicher Ruhigstellung im Gips, nachfolgenden Bewegungsübungen und vorsichtiger Nachbehandlung keine Komplikationen auf. Unter Berücksichtigung der versicherten Tätigkeit als Maurer war der Verletzte in den ersten 6 Monaten 100 Prozent behindert, weitere 2 Monate 75 Prozent und danach 4 Monate zu 50 Prozent.

ad 5): Seit dem Unfall sind schon zwei Jahre vergangen. Eine dauernde Beeinträchtigung der Arbeitsfähigkeit des Versicherten durch Unfallfolgen ist daher anzunehmen, da bei Art der Verletzung und dem Ausheilungszustand mit einer Änderung der bestehenden Bewegungshemmung und der leichten Schwäche des Armes nicht mehr zu rechnen ist. Unter Berücksichtigung der Beurteilungsgrundlage der privaten Unfallversicherung – § 8, II (2) a) – wird die dauernde Minderung der Gebrauchsfähigkeit des Armes mit $\frac{1}{5}$ bewertet. Der Vertreter des Verletzten hatte auf $\frac{1}{2}$ abgestellt, dabei die spezielle Behinderung im Beruf berücksichtigt. Diese muß aber unberücksichtigt bleiben, weshalb sich auch der Vertreter des Verletzten dieser Beurteilung mit $\frac{1}{5}$ anschließen mußte.

ad 6): Es handelt sich dabei ausschließlich um Unfallfolgen.

ad 7): Als unfallunabhängige Krankheit und die Unfallfolgen nicht beeinträchtigend besteht eine chronische Gastritis.

ad 8): Der Versicherte war vor dem Unfall in seiner Arbeitsfähigkeit nicht behindert. Der Ärzteausschuß hat die von der Versicherung gestellten Fragen einstimmig beantwortet.

12. Obliegenheiten

§ 15, II:

Nach Eintritt eines Unfalles sind dem Versicherer gegenüber folgende Obliegenheiten zu erfüllen:
(1) Ein Unfall, der voraussichtlich eine Entschädigungspflicht herbeiführen wird, ist unverzüglich anzuzeigen.
(2) Hat der Unfall den Tod zur Folge, so ist dies spätestens innerhalb 48 Stunden telegrafisch anzuzeigen, und zwar auch dann, wenn der Unfall bereits angemeldet ist. Der Versicherer hat das Recht, durch einen von ihm beauftragten Arzt die Leiche besichtigen und öffnen zu lassen.

Das Recht auf eine Sektion umfaßt auch das Recht auf eine Exhumierung (wenn der Tod nicht rechtzeitig gemeldet wurde), sofern dies zur Klärung der Todesursache, Ausschaltung von Mitwirkungsfaktoren im Sinne des § 10(1) notwendig ist. Nach Wussow können die Hinterbliebenen die Sektion bzw. Exhumierung nicht aus Gründen der Pietät oder aus religiösen Gründen ablehnen.

(3) Spätestens am vierten Tage nach dem Unfall ist ein staatlich zugelassener Arzt (Ärztin) zuzuziehen; die ärztliche Behandlung ist bis zum Abschluß des Heilverfahrens regelmäßig fortzusetzen; ebenso ist für angemessene Krankenpflege sowie überhaupt die Möglichkeit für Abwendung und Minderung der Unfallfolgen zu sorgen.
(5) b) Die behandelnden Ärzte, auch diejenigen, von denen der Versicherte aus anderen Anlässen behandelt oder untersucht worden ist, und die Berufsgenossenschaften, wenn dort der Unfall gemeldet ist, sind zu ermächtigen, dem Versicherer auf Verlangen Auskunft zu erteilen.

Bei der Lebensversicherung wie auch bei der privaten Krankenversicherung hat der Versicherte in der Regel im Vertrag den Arzt von der *Schweigepflicht* befreit. Anders dagegen in der privaten Unfallversicherung, bei welcher nicht schon bei Vertragsabschluß der Versicherte die behandelnden Ärzte von der Schweigepflicht befreit. Diese Entbindung von der Schweigepflicht bedeutet eine besondere Obliegenheit des Versicherten, die erst im Schadenfall erklärt wird. In der Schadenanzeige muß der Versicherte alle Einzelheiten des Unfalles usw. angeben. Folgender Passus beschließt die Schadenanzeige:

Die Ärzte, die die verletzte Person behandeln, behandelt oder untersucht haben, sowie Versicherungsunternehmen, Versicherungsträger und Behörden werden ermächtigt, Auskünfte zu erteilen.

Mit der Unterschrift unter diese Schadenanzeige ist also der Arzt rechtswirksam von der Schweigepflicht entbunden.

(6)c) Den von den Ärzten nach gewissenhaftem Ermessen zur Förderung der Heilung getroffenen sachdienlichen Anordnungen ist Folge zu leisten. Dies gilt insbesondere auch für den Fall, daß die Behandlung oder Untersuchung des Versicherten in einer Heilanstalt angeordnet wird. In beiden Fällen darf dem Versicherten nichts Unbilliges zugemutet werden.

Diese Schadensminderungspflicht gilt auch in der gesetzlichen Unfallversicherung (§ 603, 606 RVO wie § 133 VVG). Die Rechtsprechung hat dazu auch das Problem der Duldungspflicht für bestimmte diagnostische und therapeutische Maßnahmen erörtert. In ärztlicher Sicht sollte besser von Zumutbarkeit gesprochen werden (Lob 1961, Probst 1961). Ein spezielle, neuere Rechtsprechung über den Umfang der Zumutbarkeit diagnostischer und therapeutischer Maßnahmen in der privaten Unfallversicherung ist nicht bekannt. Für und Wider der Zumutbarkeit einer Untersuchung oder Behandlung im Einzelfall wird nur nach persönlicher Untersuchung des Verletzten durch einen Facharzt beurteilbar sein, der selbst dann diese Behandlung bzw. Untersuchung durchführt.

Folgen von Obliegenheitsverletzungen

§ 17: Wird eine Obliegenheit verletzt, die nach dem Eintritt des Versicherungsfalles dem Versicherer gegenüber zu erfüllen ist, so ist der Versicherer von der Verpflichtung zur Leistung frei, es sei denn, daß die Verletzung weder auf Vorsatz noch auf grober Fahrlässigkeit beruht. Bei grobfahrlässiger Verletzung bleibt der Versicherer zur Leistung insoweit verpflichtet, als die Verletzung weder Einfluß auf die Feststellung des Versicherungsfalles noch auf die Feststellungen oder den Umfang der dem Versicherer obliegenden Leistungen gehabt hat.

13. Unfallversicherung mit Prämienrückgewähr

Eine besondere Form der privaten Unfallversicherung wird als „Unfall-Prämien-Rückgewähr-Versicherung" = UPR bezeichnet. Das besondere Merkmal dieser Versicherungsart ist, daß die eingezahlten Prämien nach einem vereinbarten Zeitraum oder beim vorherigen Tod der für die Rückgewähr maßgebenden Person zurückerstattet werden. Der Rückgewährbetrag – die Summe der tatsächlich eingezahlten Prämien – wird auch dann ungekürzt ausgezahlt, wenn der Versicherer bereits wegen entschädigungspflichtiger Unfälle Versicherungsleistungen gezahlt hat. Die Leistungen sind im Schadenfall die gleichen wie bei der regulären, privaten Unfallversicherung, es gelten die AUB. Dies alles wird dadurch erreicht, daß der Versicherte aus den dafür vorgesehenen Teilen der Prämie zunächst die Unfallversicherung finanziert. Der verbleibende Rest ist so berechnet, daß er mit Hilfe der Anlage im Dekkungskapital die Rückgewährversicherung gewährleistet. Deshalb sind die Beiträge für die UPR höher als eine reguläre Unfallversicherung. Die bei der UPR zu zahlende Prämie wird mit dem Faktor berechnet, der dem Alter und der jeweils gewünschten Rückgewährdauer entspricht.

14. Kinderunfallversicherung

Für Kinder kann vom vollendeten 1. Lebensjahr an bis zur Vollendung des 17. Lebensjahres eine Kinderunfallversicherung abgeschlossen werden. Es kann Invalidität, Heilkosten, Krankenhaustagegeld und Genesungsgeld, Tod bzw. Bestattungskosten, nicht jedoch Tagegeld versichert werden. Die Leistungen regeln sich teils abweichend von den sonstigen AUB, eingeschlossen ist aber ein Versicherungsschutz bei einer Vergiftung infolge versehentlicher Einnahme von für Kinder schädlichen Stoffen, ausgeschlossen bleiben aber Vergiftungen durch Nahrungsmittel.

Zusatzbedingungen für die Kinder-Unfallversicherung:
(1) Die Versicherung wird zum vereinbarten Betrag bis zum Ende des Versicherungsjahres fortgeführt, indem das versicherte Kind das 17. Lebensjahr vollendet. Damit endet die Anwendung des Tarifs für Kinder, und es ist der Beitrag zu entrichten, der sich aus dem zu diesem Zeitpunkt gültigen Tarif des Versicherers für Erwachsene ergibt.
(2) Tritt nach Ablauf eines Monats nach Beginn des Versicherungsjahres, für das gemäß Ziffer (1) der erhöhte Beitrag zu entrichten ist, ein Versicherungsfall ein, ohne daß inzwischen eine Einigung über den Mehrbetrag erzielt worden ist, so bemessen sich die Leistungen des Versicherers nach den im Verhältnis des neuerdings erforderlichen zu dem bisherigen Beitrag herabgesetzten Versicherungssummen.
(3) a) In teilweiser Abänderung des § 2 (3) c der Allgemeinen Versicherungs-Bedingungen (AUB) fallen unter den Versicherungsschutz auch Vergiftungen infolge versehentlicher Einnahme von für Kinder schädlichen Stoffen. Ausgeschlossen bleiben Vergiftungen durch Nahrungsmittel.
(3) b) Dieser Einschluß gilt für Kinder, die im Zeitpunkt des Unfalles das 10. Lebensjahr noch nicht vollendet haben.
(4) Anstelle von § 81 AUB gilt: Führt ein Unfall innerhalb eines Jahres vom Unfalltag an gerechnet zum Tode, so werden die nachweislich aufgewendeten Bestattungskosten einschließlich Grabstein bis zur Höhe der hierfür versicherten Summen ersetzt; nicht ersetzt werden Kosten, die für Trauerkleider entstehen. Hatte das Kind das 14. Lebensjahr vollendet, wird anstelle der Bestattungskosten eine Kapitalentschädigung nach der versicherten Summe geleistet.
(5) In Ergänzung von § 8, VI (1) AUB wird bei Verlust von Zähnen die Frist von einem Jahr bis zur Vollendung des 17. Lebensjahres verlängert.
(6) In Abweichung von § 13 (3) a AUB wird bei Kindern bis zur Vollendung des

14. Lebensjahres die Frist von 3 Jahren auf 5 Jahre verlängert, jedoch nicht über
die Vollendung des 17. Lebensjahres hinaus.

15. Krankenhaustagegeld – Genesungsgeld

§ 8, IV: (1) Krankenhaustagegeld wird für jeden Kalendertag gezahlt, an dem sich der Versicherte wegen eines Unfalles (§ 2 und § 3) aus medizinischen Gründen in stationärer Krankenhausbehandlung befindet, höchstens jedoch für ein Jahr vom Unfalltag an gerechnet. Aufnahme- und Entlassungstag werden je als ein Kalendertag gerechnet.
(2) Die Leistungen entfallen für einen Aufenthalt in Sanatorien, Erholungsheimen und Kuranstalten.

Ein Krankenhaustagegeld ist also nur zu zahlen, wenn aus medizinischen Gründen ein Krankenhausaufenthalt notwendig ist. Die Frage der medizinischen Notwendigkeit ist objektiv zu beurteilen, wie es sich aus dem Wortlaut des § 8, IV ergibt.

„Das kann aber nur bedeuten, daß maßgebend die medizinischen Erkenntnisse sind, nicht jedoch die persönliche Ansicht des Patienten oder seines behandelnden Arztes. Denn andernfalls wäre die Versicherung an die Entscheidung des Patienten oder seines Arztes gebunden, ein Ergebnis, das einseitig die Interessen des Patienten begünstigen würde. Eine objektive Beurteilung dagegen trifft einen angemessenen Interessenausgleich und verhindert eine Bevorzugung der einen oder der anderen Vertragspartei. Es kommt nicht darauf an, ob der Versicherte oder sein Behandler Krankenhausaufenthalt für notwendig erachten, sondern darauf, ob er objektiv erforderlich war" (OLG Oldenburg, Urteil vom 24. 2. 1972 – VersR 23, 776 (1972)).
„… kann nicht allein der subjektiven Auffassung des behandelnden Arztes überlassen bleiben. Diese Entscheidung kann und muß im Streitfall unter objektiven Gesichtspunkten nachgeprüft werden. Die Stellungnahme des behandelnden Arztes ist dabei nur als Beweismittel neben anderen zu würdigen." (OLG Hamm, Urteil vom 15. 3. 1972. – VersR 23, 776 (1972)).
„… ob eine stationäre Heilbehandlung aus medizinischer Sicht notwendig ist, beurteilt sich anhand der allgemein gesicherten Regeln der medizinischen Wissenschaft nach objektiven Gesichtspunkten. Auf Anweisungen des für die Berufsgenossenschaft des Patienten tätigen Durchgangsarztes kommt es nicht an (LG Koblenz, 10. 11. 1977. – VersR 78, 1012)."

Im Einzelfall können auch äußere Umstände aus der Umwelt des Verletzten, sofern sie mit der Grundlage der ärztlichen Entscheidung über die Sachlage zu treffenden medizinischen Maßnahmen zu rechnen sind (z. B. keine häusliche Betreuung o. ä.), gleichfalls zu den medizinischen Gründen im Sinne des § 8, IV AUB zählen (OLG Hamburg, U. v. 3. 12. 1964, mitgeteilt von Herold, Zeitschrift für Versicherungswesen, 229, 1966).

§ 8, V: (1) Im Anschluß an den Krankenhausaufenthalt wird Genesungsgeld für die gleiche Anzahl von Kalendertagen, für die Krankenhaustagegeld gezahlt wird, höchstens jedoch für 100 Tage, in folgender Höhe gewährt:
für den 1.– 10. Tag 100 Prozent
für den 11.– 20. Tag 50 Prozent
für den 21.–100. Tag 25 Prozent
des versicherten Krankenhaustagegeldes.
(2) Mehrere stationäre Krankenhausaufenthalte wegen desselben Unfalles werden wie ein ununterbrochener Krankenhausaufenthalt gewertet.

16. Literatur

Aepli R (1975) Physiopathologie des Ertrinkungsunfalles. Schweiz Med Wochenschr 105: 161–165

Burggraf H (1976/77) Beurteilung von Augenschäden in der privaten Unfallversicherung. Klin Monatsbl Augenheilkd 169: 647–650, 783–786; 170: 131–133, 786–787

Cotta H, Rautenberg K (1979) Das Problem der haftungsausfüllenden Kausalität beim Sudeck-Syndrom. Lebensversicherungsmedizin 4: 98–100

D'Aubigne M (1969) Therapie der Coxarthrose. Thieme, Stuttgart

Dubois M (1942) Der Einfluß des Vorzustandes auf die Folgen von Unfällen und Berufserkrankungen. Medizinisch-biologische Gesichtspunkte. Huber, Bern

Dubois M, Zollinger F (1942) Unfallmedizin. Huber, Bern

Eichelmann J (1972) Der Tod beim Baden im Rahmen der Unfallversicherung. VersR 23: 411–414

Erdmann H (1977) Welches sind die Kriterien für die Dauerrente (MdE) bei Einzelbrüchen der Brust- und Lendenwirbelsäule? Hefte Unfallheilkd 129: 293–296

Erdmann H (1971) Beurteilung der Folgen von Frakturen an der Brust- und Lendenwirbelsäule. Acta Traumatol 2: 137–143

Fitzek JM (1977) Begutachtung von Folgeschäden nach Fußverletzungen für die private Unfallversicherung. Orthopäd Praxis 13: 515–517

Fitzek JM (1975) Die Bedeutung des Vorschadens an der Brust- und Lendenwirbelsäule in der privaten Unfallversicherung. Orthopäd Praxis 11: 738–740

Feldmann H (1976) Das Gutachten des Hals-Nasen-Ohren-Arztes. Thieme, Stuttgart

Gramberg-Danielsen B (1971) Indirektes Trauma und Netzhautablösung. Klin Monatsbl Augenhlkd 165/3

Grewing H (1974) Unfallversicherung. In: Müller-Lutz, Versicherungswirtschaftliches Studienwerk, Studienheft 56: 2980–2998, Gabler, Wiesbaden

Grewing H (1962) Die neuen AUB.Z Versicherungswirtschaft: 683–718

Göbbels H (1940) Arzt und private Krankenversicherung. Springer, Berlin, Göttingen, Heidelberg

Gravenhorst M (1938) Der Tod im Wasser als Versicherungsproblem. Hefte Unfallheilkd 20: 1–18

Haehner A (1930) Was der Arzt von der privaten Unfallversicherung wissen muß. Barth, Leipzig

Hallermann K (1934) Ertrinkungstod als entschädigungspflichtiger Unfall im Sinne der privaten Unfallversicherung. Ärztl Sachverständigenztg 216–218

Jungmichel G (1958) Private Unfallversicherung. In: Störring-Schellworth (Hrsg), Einführung in die Unfall- und Rentenbegutachtung, 4. Aufl. Fischer, Stuttgart, S 62–78

Klar S (1955) Lebensversicherungsmedizin 7: 21–25

Köstlin H (1955) Private Unfallversicherung. In: (Hrsg) v. Bürkle de la Camp und Rostock, Handbuch d. gesamten Unfallheilkunde, Bd I, 55–66 (1955) Enke, Stuttgart

Krauland W, Schneider V (1974) Bemerkenswerte Fälle von „Tod im Wasser". Dtsch Ärztebl 2276–2280

Lininger-Moleneus (1964) „Der Rentenmann" J A Barth, München

Lob A (1961) Die Zumutbarkeit ärztlicher Eingriffe. In: (Hrsg) v. Bürkle de la Camp, Enke, Stuttgart

Mißfeldt S (1970) Der pathophysiologische Mechanismus und die versicherungsmedizinische Problematik des Badetodes. Lebensversicherungsmed 22: 6–13

Mueller B (1955) Die versicherungsmedizinische Bedeutung des Badetodes. Hefte Unfallheilkd 48: 194

Perret W (1950) Versicherungsschutz des Arztes bei Infektionskrankheiten. Med Klin 45: 1157

Perret W (1961) Die private Unfallversicherung. In: Lob (Hrsg) Handbuch der Unfallbegutachtung, Bd I, Enke, Stuttgart, S 240–266

Perret W (1978) Die gutachtliche Beurteilung der Totalendoprothese am Hüftgelenk in der privaten Unfallversicherung. Acta traumatol 8: 453–455

Perret W (1975) Beurteilung des Dauerschadens bei Hüftgelenkprothese. Med Klin 76: 114

Perret W (1977) Die Begutachtung der Folgen von isolierten Brüchen an der Brust- und Lendenwirbelsäule. Hefte Unfallheilkd 129: 287

Perret W (1962) Grade der Arbeitsunfähigkeit in der privaten Unfallversicherung. Hefte Unfallheilkd 71: 116–120

Perret W (1968) Die private Unfallversicherung. In: Lob A (Hrsg) Handbuch der Unfallbegutachtung, Bd II, Enke, Stuttgart, S 26–42

Perret W (1968) Die private Unfallversicherung. In: Fischer-Molineus-Herget (Hrsg) Das ärztliche Gutachten im Versicherungswesen, Bd I, Barth, München, S 85–126

Perret W (1963) Die private Unfallversicherung. In: Bürkle de la Camp-Rostock (Hrsg) Handbuch der gesamten Unfallheilkunde, Bd I, Enke, Stuttgart, S 66–89

Perret W (1970) Zur Geschichte der privaten Unfallversicherung. Monatszeitschr Unfallheilkd 73: 480–836

Perret W (1972) Die private Unfallversicherung. Chirurg 43: 301–304

Perret W (1968) Die Bedeutung des Vorzustandes in der privaten Unfallversicherung. Hefte Unfallheilkd 94: 120–125

Perret W (1966) Infektionsklausel. Med Klin 61: 1203

Perret W (1973) Was der Arzt von der privaten Unfallversicherung wissen muß. Barth, Frankfurt

Perret W (1974) Die private Unfallversicherung aus der Sicht des Gutachters. In: Müller-Lutz (Hrsg) Versicherungswirtschaftliches Studienwerk, Studienheft 57: 3205–3239. Gabler, Wiesbaden

Perret W (1977) Der Tod im Wasser aus versicherungsmedizinischer Sicht. Lebensversicherungsmed 4: 12–103

Probst J (1961) Über die Zumutbarkeit ärztlicher Eingriffe. In: Lob (Hrsg) Handbuch der Unfallheilkunde, Enke, Stuttgart

Raestrup O (1969) Lebensversicherungsmedizin 117

Reichenbach M (1961) Grundlagen zur medizinischen Begutachtung bei Haftpflichtansprüchen. In: Lob (Hrsg) Handbuch der Unfallheilkunde, Bd I. Enke, Stuttgart

Reichenbach M (1963) Die unterschiedliche Begutachtung der Schadenhöhe im Sozialversicherungs- und Haftpflichtrecht. In: Bürkle de la Camp und Schwaiger (Hrsg) Handbuch der gesamten Unfallheilkunde, Bd I. Enke, Stuttgart, S 267–301

Reichenbach M (1974) Private oder Individual Versicherung. In: Liniger-Moleneus der „Unfallmann". Barth, Frankfurt

Rompe G (1972) Empfehlungen zur gutachtlichen Bewertung der Hüftgelenkalloarthroplastik. Z Orthop 110: 121–122

Schultz E (1957) Versicherungswirtschaft 8: 372–374

Spohn K (1958) Med Sachverständige 54: 42–48

Theda W (1969) Der Ertrinkungstod in der Unfallversicherung. Die Versicherungs-Prax 59: 117–119

Weller S (1971) Die gutachtliche Beurteilung der Einschätzung von Totalendoprothesen im Hüftgelenk. Acta traumatol 2: 121

Wussow W (1964) AUB Allgemeine Versicherungsbedingungen für Unfallversicherung. C Heymanns, Berlin

Sachverzeichnis

H. P. Hartmann

Der Kranke als Fahrzeuglenker

Mit jeweils einem Beitrag über die rechtlichen Verhältnisse in der Bundesrepublik Deutschland von H. J. Wagner und in Österreich von H. Patscheider

1980. 13 Abbildungen. 33 Tabellen.
Etwa 170 Seiten
ISBN 3-540-09927-1
In Vorbereitung

Die Erfahrungen einer langjährigen und intensiven Beurteilungstätigkeit von kranken und gebrechlichen Fahrzeuglenkern werden in dem vorliegenden Buch ausgewertet unter eingehender Berücksichtigung der neueren internationalen Literatur. Damit gibt das Buch dem praktischen Arzt, der täglich mit dem Problem der Fahrtauglichkeit konfrontiert wird, eine hervorragende Einführung in die Rechtsgrundlagen, wobei in drei speziellen Kapiteln die Verhältnisse in der Bundesrepublik, in Österreich und in der Schweiz dargelegt werden. Neben dem Einfluß von Stress und Übermüdung sowie von Lebensalter und Geschlecht wird in einzelnen Abschnitten auf die für einen Fahrzeuglenker wichtigen Krankheiten eingegangen, ihr Risiko dargelegt und den möglichen ärztlich-prophylaktischen Maßnahmen breiter Raum gewidmet. Ein Sachwortregister erlaubt das rasche Auffinden der in Frage stehenden Gesundheitsstörung. Außer dem Arzt dient das Buch auch den Behörden und allen jenen Lenkern, die trotz einer Gesundheitsbeeinträchtigung zuverlässige und sichere Verkehrsteilnehmer bleiben wollen.

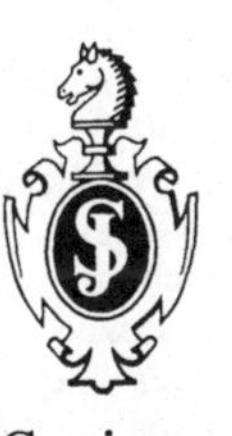

Springer-Verlag
Berlin
Heidelberg
New York

M. Weinreich

Der Verkehrsunfall des Fußgängers

Ergebnisse einer Analyse von 2000 Unfällen

1979. 38 Abbildungen, 4 Tabellen. VII, 62 Seiten
(Hefte zur Unfallheilkunde 135)
DM 36,–; approx. US $ 20.20
ISBN 3-540-09217-X

Inhaltsübersicht: Einleitung. – Angaben zur Region. – Ziel der Untersuchung. – Allgemeine Daten der untersuchten Fälle. – Mechanik der Fahrzeug-Fußgänger-Kollision. – Verletzungszustände. – Die verletzten Körperregionen. – Tödliche Fußgängerunfälle. – Krankenhausaufenthalt. – Resümee.

Dieser Band beschreibt eine Analyse von 2000 Fahrzeug-Fußgänger-Unfällen in einer mittleren deutschen Großstadt mit durchschnittlichen Verkehrsbedingungen. Das Ziel dieser Untersuchung ist es, das klinische Bild des Fußgängerunfalles darzustellen und dies auch den Ergebnissen der experimentellen und rechnerischen Unfallsimulationen gegenüberzustellen. Die Studie ergibt für die Unfallkategorie der Fahrzeug-Fußgänger-Kollision ein insgesamt spezifisches Bild. Eine bestimmte Unfallmechanik mit ähnlich wiederkehrenden Gewalteinwirkungen und Bewegungsabläufen führt zum gehäuften Auftreten bestimmter Verletzungen und zu typischen Verletzungskomplexen, die weitgehend dem Bild entsprechen, das aufgrund der experimentellen Unfallsimulation erwartet wird. Vor allem bei den häufigen kombinierten Verletzungen ist der Bezug des Verletzungsstatus auf die Unfallmechanik deutlich. Oft markiert aber auch die Form des Lokalbefundes den Verletzungszustand als Fußgängerverletzung. Die Todesursachen werden eingehend analysiert. Wesentliche Ansatzpunkte für eine Verbesserung der Unfallbilanz des Fußgängers liegen beim Fußgänger selbst. Neben der altersspezifischen Unfallgefährdung spielt der Alkohol beim Fußgängerunfall eine erhebliche Rolle.

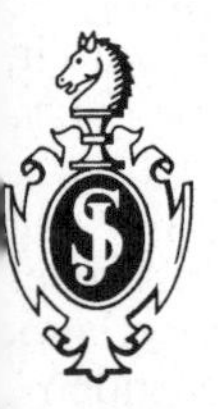

Springer-Verlag
Berlin
Heidelberg
New York